あなたの身近な低体温症を防ぐには…

日本赤十字看護大学附属
災害救護研究所　客員研究員
栗栖　茜

はじめに

寒気の厳しい環境で行動した際に、さまざまな悪条件が重なると人は最悪、死に至りますが、そのことは昔から知られています。一九〇二年（明治三五年）青森県の八甲田山での旧帝国陸軍の雪中行軍訓練では訓練参加者二一〇名中一九九名が死亡しました。

宮澤賢治の幻想的な童話「ひかりの素足《すあし》」（一九二二年、大正一一年）にも、吹雪に遭って遭難する幼い兄弟の話が出てきます。兄弟はついには一歩も動けなくなり、弟を必死にかばった兄は命を落とします。

このようにきびしい寒気の中で力尽き、亡くなることは、最近まで疲労凍死と呼ばれていました。しかし、この疲労凍死の概念は極めてあいまいで、人体にどのような変化が起きてそのような事態にまでおちいるのか、それを防ぐにはどうすればよいか、残念ながらきちんとした議論は少なくとも最近まで日本ではされてきませんでした。科学的な研究もごくかぎられた範囲でしか行われてきませんでした。この国で低体温症という言葉が広く使われだしたのは、おおむね二一世紀に入ってからのことなのです。

低体温症は、数え上げられないほどたくさん、毎年起きています。厚生労働省の『人口動態調査』では、低体温症による死亡者を「凍死による死亡者」として扱っていますが、その数は二〇一三年から二〇二二年までの十年間で下の表のように一万一八五二人にのぼります。実に熱中症よりやや多い一・二四倍なのです。

それでも、まだ低体温症といえば登山やフィールドでのスポーツで起きるものだと思い込んでいる人もたくさんいます。ところが、少なくとも日本では低体温症は屋内発症が屋外発症よりも多いのです。多くの要素が関係してこのようなことが起きてい

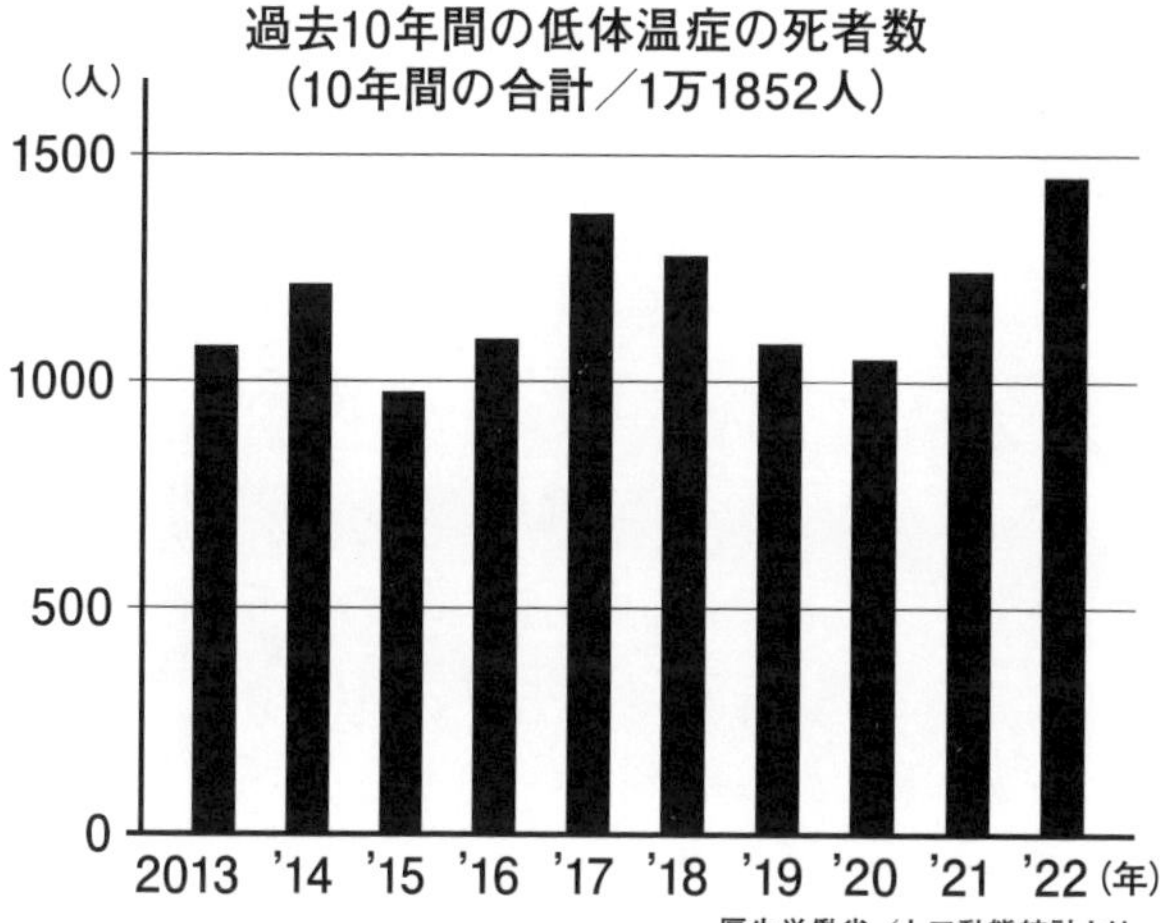

厚生労働省／人口動態統計より

るのでしょうが、いずれにしても驚きです。

また、豪雪や大地震、洪水などの自然災害でも多くの住民が低体温症におちいります。停電などで暖房がほとんどできない劣悪な環境の避難所のなかでも低体温症になります。また、津波では、たとえ津波に巻き込まれて溺死するのをまぬがれても、低体温症で死亡するリスクが高いのです。

このようなことからも、登山者だけでなく多くの幅広い人たちに低体温症のことをまず知ってもらい、さらに低体温症を防ぐにはどうすればよいか、なおすにはどうすればよいかまで知ってもらいたいと思いこの本を書きました。

この本が低体温症の犠牲者を少しでも減らすのに役に立てたら、著者としてはとてもうれしいことだと考えています。

はじめに

表紙・図・イラスト　かみや

目次

第一章　フォー・インズ・ウオークの悲劇

欧米においても、フォー・インズ・ウオークの悲劇がおこるまでは低体温症という概念も確立しておらず、低温による死亡は「寒さにさらされたことによる凍え」というあいまいな概念にとどまっていたのです。日本の状況とそれほど変わりませんでした。しかし、フォー・インズ・ウオークの悲劇によって状況は一変しました。

フォー・インズ・ウオークは一九五七年以来、一年に一度イギリスのイングランド北部の高原地帯で開かれている徒歩競技ですが、距離七二キロメートル（現在は六五キロメートル）、高度差約一四〇〇メートルのコースで争われます。一九六四年三月一四日から一五日にかけて開かれたこの大会は強風が吹き荒れ、強い雨の降るひどい悪天候のもとに行われました。気温は四℃から七℃でした。このコースに三人一組の八〇チーム、つまり二四〇人が参加しましたが（年齢は一七才から二四才）、完走できたのはわずか二二名にすぎませんでした（それまでの大会では参加者のおおよそ三分の二は完走できていました）。そして、三人が低体温症で死亡したのです。

この悲劇を契機に低体温症についての研究が精力的におこなわれ、その概念が確立するのですが、その多くはイギリス人生理学者、グリフィス・ピュー（一九〇九年―一九九四年）の業績です。（参考文献1）

ピューは一流の登山家でもあり一九五三年、世界最高峰エベレスト（サガルマータ、チョモランマ）の初登頂に成功したイギリスの登山隊にも参加しています。エベレスト（標高八八四八メートル）は当時まだ未踏峰で、イギリスはエリザベス女王の戴冠式に合わせて初登頂を計画したのです。ピューはこの登山隊の中でサポート隊員としてがんばる一方で、高地における気温、風速、湿度、それに人の体温などを克明に記録して、その後の低体温症の研究の基礎的データをまとめます。この登山隊の隊長ジョン・ハントの書いた「エヴェレストをめざして」（岩波少年文庫）はずいぶん昔の子どものころに何度も何度も読みましたが、本書を書くにあたってあらためて読みなおし、登山隊の写真の中にピューの姿を見つけたときは感激しました。

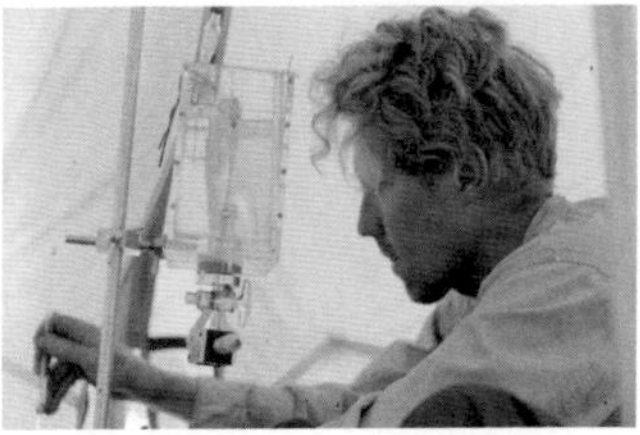

グリフィス・ピュー
（ウィキペディアより）

ピューはまた、一九三六年、ドイツで開かれた第四回冬季オリンピックのアルペン・スキーの代表に選ばれるほどのスポーツマンでもありました。

第二章　体温とそのコントロールの仕組み

これから低体温症について述べていきますが、その前に………いくつか知っておかなくてはいけないことがあります。

まず、

体温ってなにを表しているのでしょうか?

人は哺乳類に属し体温がほぼ一定なので、恒温動物とも呼ばれていますが、恒温動物には哺乳類のほか鳥類も含まれます。一方、爬虫類や両生類、魚類は変温動物に属します。爬虫類のウミイグアナも変温動物に属します。そのため海藻などを食べるために水中で一定時間すごしていると体温が低下するため、陸上に上がって「ひなたぼっこ」をして体温を上げるのです。中学生のころに学校で教わった気がします。

なるほどそうだよね、とだれでも思いますよね。でも、体温って何でしょう? そう聞かれると、たいていの人は答えるのにつまってしまいます。意外とちょっとややこしいのです。

たとえば、人の皮膚の温度は気温によって相当に変動します。一定の体温というのは、厳密には深部温度のことを指しているのです。深部温度は英語では core temperature といいます。つまり、直訳すると核温度なのですが、日本語としてはなじまないので私は深部温度と訳しました。この深部温度は体の表面より二センチないし二・五センチメートル内側の体の温度のことを指すのです。この部分には脳、心臓、肺、肝臓といった重要臓器がすべて含まれていて、温度がほぼ一定に保たれています。これに対して、体表から二センチないし二・五センチまでは外皮（シェル shell）と呼ばれていて、温度は比較的低く変動しやすいのです。つまり人体は「外皮」と「深部」（core 核）に分かれていて、その容積はほぼ半分半分なのです。

ただ、私たちがふだん、体温といっている深部温度は一定の幅を保ちながら一日の中で変動しています（日内変動といいます）。その変動幅は〇・五℃から一℃程度とされています。早朝が一番低く、夕方がピークです。

体温の測定

ですから体温というと通常は深部温度を指すのです。この深部温度、つまり体温はふだん私たちは口の中（口腔《こうくう》内）やわきの下（腋下《えきか》）、鼓膜などで測定します。医療などで患者さんの体温をより正確にしかも連続して測定する必要がある、たとえば、手術や集中治療室（ＩＣＵ）などでは体温は直腸や食道で測定します。

＊＊＊＊＊

人は、熱帯で進化したので暑さへの適応力は十分備えていますが、寒さへの適応力は十分ではありません。

その上で、人がつくり出す熱とつくり出した熱が失われるメカニズムをまず知っておく必要があります。結局のところ、つくる熱と失う熱のバランスによって体温（深部温度）は一定に保たれているのです。

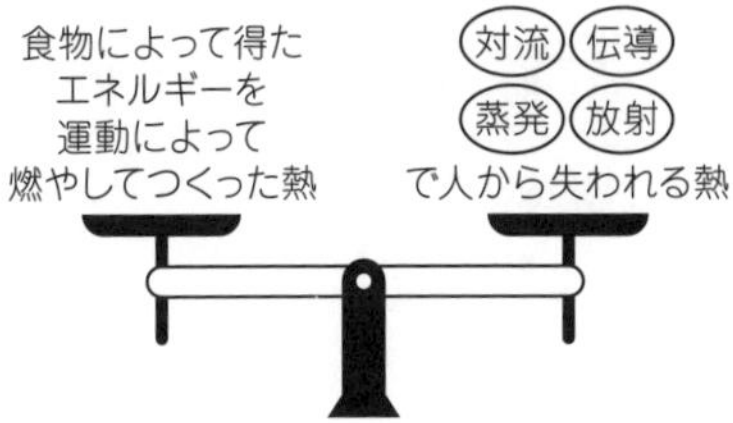

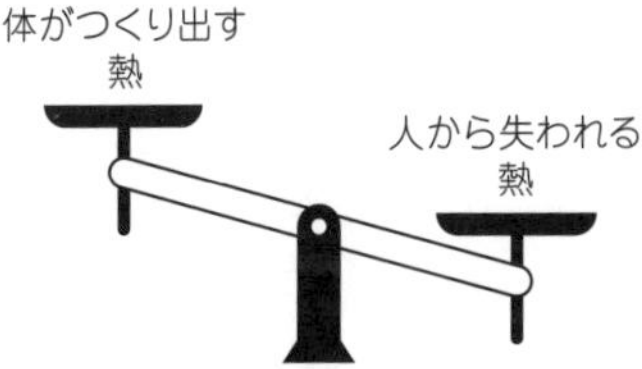

この状態が続くと低体温症になるリスクが高くなる

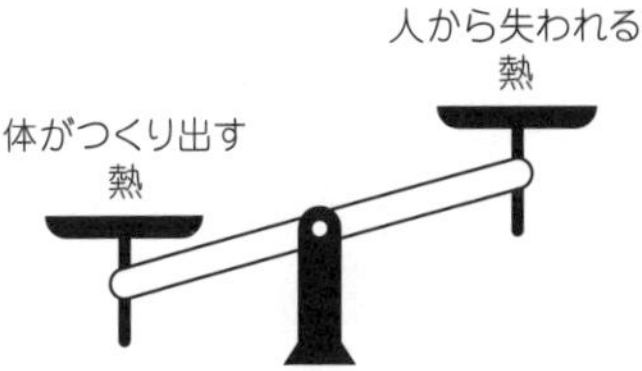

この状態が続くと熱中症になるリスクが高くなる

熱は体を動かす筋肉と肝臓などでの代謝のさいの化学反応によってつくられます。つくられた熱の六〇パーセントほどは放射によって失われますが、残りの多くは蒸発によって失われます。放射や蒸発については三四ページ、三二ページであらためて述べます。筋肉と肝臓でつくられた熱は筋肉と肝臓を循環している血液を温め、温められた血液は皮膚へと循環して皮膚から空気中へと熱を放散します。一部は肺からも放散されます。

皮膚から放散される熱の量は皮膚を流れる血液の量に比例します。皮膚の血管は収縮したり拡張したりして皮膚での血液の流れを調節し、放散する熱の量を決めているのです。最大限に拡張した皮膚の血管を流れる血液の量は、最小限にまで収縮した血管を流れる血液の量の一〇〇倍以上にもなります。つまり、熱の放散が一〇〇倍以上になるということです。このことはとても重要です。

外の気温がかなり変動しても、人は体温をほとんど変化させずに一定に保つことができます。体温を一定に保てるのは、本人の意志とは無関係な（不随意的な）熱の放散と熱の生産を増減させる生理学的な反応です。血管の拡張と収縮、発汗、それに震えといった反応によって、人は体温を調節しているのです。繰り返しますが、結局のところ、つくる熱と失う熱のバランスによって体温は一定温度に保たれているということになります。

この体温調節は主に脳の底部、視床下部にある体温調節中枢でおこなわれていますが、この機能はサーモスタットにとてもよく似ているのです。

震え

冷たい水の中に急に入ったり、低い外気温のもとで活動していて皮膚の温度が低下すると、体温（深部温度）が低下していないにもかかわらず体が震えだすことがあります。震えは一分間に最大二〇〇から二五〇回にものぼる、自分の意志とは無関係に起きる（不随意に起きる）筋肉の運動です。震えていると安静時の約五倍もの熱を作り出すことができます。逆に低体温症におちいっている人の皮膚を温めると、深部温度がまだ低下したままであるにもかかわらず震えは止まるのです。また、震えは深部温度が三二℃以下の重症の低体温症になると止まります。震えは、このまま何の措置も取らないと低体温症におちいりますよ、という警報ととらえてもよいでしょう。

体温を一定に保つもう一つは暑さや寒さから守るための人の知能に基づいた意識的な行動です。人は寒さを防ぐウエアを考え出したり、住居をつくったり、火のような熱源を使うといった知能によって自分を守っています。

体の大きさと失われる熱の量

体でつくられた熱の大部分は皮膚から失われます。したがって、体の表面積と体積の比によって熱の喪失の速度が決まるのです。

つまり、体重に比べて皮膚の表面積が大きい乳幼児や子ども、小柄な大人も標準的な大人に比べて熱が失われるスピードが速いし失われる量も多くなります。

きびしい寒気の下ではつける手袋もグローブよりもミトンが良いのは同じ理屈によりますが、詳しくは『第四章　低体温症の予防　ウエア』のところで述べることにします。

体温計

市販の体温計では三二℃以下の体温を測定することはできませんが、医療向けの体温計では三二℃以下の体温を測定できるものもあります。

登山では、だれかが低体温症におちいったと疑ってもそのような体温計が手元にあるのは、よほどの大規模な遠征隊にかぎられます。ですから、実際に低体温症におちいっているか？　おちいっているとしたらその重症度は？　その判断は体温よりもその人の訴えと症状をもとにおこなうしかないのです。

ですから、低体温症を判断するには、軽症から重症までの低体温症の症状をよく知っておく必要がありますが、そのことは『第五章　低体温症の診断と治療』で詳しく述べます（四九ページ）。

第三章　熱の産生と放出

熱の産生

人が通常必要とするカロリー量は一日約一八〇〇から三〇〇〇キロカロリーですが、はげしい運動をする人はこれよりずっと多いカロリーが必要です。

食物をとる

人体が熱をつくりだすには、食事をとる必要があります。

食事によってとられた食物は消化、吸収されてエネルギーや生命の維持に必要な化合物に変えられますが、この営みは代謝と呼ばれています。これらの化合物はいくつかの生化学的な過程を経て熱をつくります。代謝によってつくられたエネルギーはキロカロリーという単位であらわされます。余ったエネルギーは肝臓や脂肪組織などに蓄えられて、必要に応じて放出されます。

筋肉を動かすためのエネルギーのほとんどはグルコースに依存しています。グルコースは肝臓などの体内に蓄えられていますが、はげしい運動を続けるとたちまちのうちに枯渇してしまいます。枯渇したグルコースをすばやくおぎなえるのは食事しかありません。

つまり、低体温症をさけるためにしっかりとした運動を続けるには、大量の食事をとる必要があるのです。しかし、登山などではふだんの生活のように一日三回の食事をとることによって必要なカロリーをとるのは困難です。食事をつくるのは時間がかかりすぎますし、寒気の中で食事をとるために動かないでいると体からどんどん熱が奪われてしまいます。

これを避けるには、行動食をすばやくとるためにほんの数分立ち止まるか、休みを取らずに歩きながらポケットなどに入れてある高カロリーの食品を食べるようにすべきです。つまり、牛が反芻するようにときどき口になにかカロリーになるものを入れて食べるようにするのが良いのです。

運動によってつくられる熱

細胞が何かを作り出すことを産生といいます。人体が熱の産生を増加させることができるのは、体が震えるか筋肉を動かすときだけです。筋肉を動かすためのグルコースが筋肉で代謝され、そのさい熱エネルギーが生み出されるのです。

脚の筋肉は多くのエネルギーをつくり出すことができるので、脚の筋肉を使ってしっかりと運動をすると震えよりも多くの熱を作り出すことができます。登山などではある一定程度のしっかりとしたスピードで歩いて熱を作り出すことが体温の低下を防ぐうえで重要ですし、歩いて川を渡る渡渉《としょう》などで順番を待つ間もただ立って待っているよりも、近くの岩や丸太などに乗り降りを繰り返す運動をして熱をつくり続けることが大切です。

熱の放出（喪失）

熱は対流、蒸発、伝導、放射の四つの方法で人体から放出されます。ふだん、人々がふつうに生活したり仕事をしている気温の下では、つくられた熱の五〇から六五％は放射によって失われ、残りの多くは蒸発によって失われます。風が無ければ対流による熱の喪失はほとんどありませんし、地面に寝たり岩の上に座ったりでもしていないかぎり伝導による熱の喪失もほとんどありません。

ところが風が吹いていると、熱は主に対流によって失われます。強風が吹いているときには、対流による熱の喪失はとてつもない値に達します。また、水につかっているときには、熱は主として伝導によって失われます。

現在使われている素材でつくられたウエアの大半は、放射や蒸発による熱の喪失を効果的に減らすことができませんが、対流と伝導による熱の喪失は使用可能なウエアの素材で効果的に減らすことができます。

対流

体温より低い温度の空気や水がつぎつぎに皮膚に接触しては温められて入れかわるときに対流による熱の喪失はおこります。空気を温めた熱は空気といっしょに消えてしまい、次に入れかわる空気を温めなければならないからです。昔から使われている扇風機は、空気を動かせば対流によって物が冷える原理を利用しているのです。

比熱とはある物質一グラムの温度を一℃あげるのに必要な熱量のことです。比熱は大きくなるほど、温まりにくく、さめにくい性質をもっています。

空気は比熱が小さいので、ほんの少量の熱で空気の温度を上げることができます。したがって、人は無風状態では低温に十分耐えることができるのです。一方、水は比熱がひじょうに大きいので、陸上にいるよりも水につかっているときのほうが、対流による熱の喪失ははるかに大きくなります。

したがって、水に落ちたときは体を動かさずにじっとしているほうが、泳いで体を動かすよりも熱が失われるスピードはずっと遅くなります（このことは『第八章　水につかったさいの低体温症』で詳しく述べます）。

陸上では風によって大量の熱が失われることのほうが、ずっと重要です。風が吹いている場合、熱の喪失量は風速に比例するのではなくて、風速の二乗に比例します。つまり、秒速六メートルの風は秒速三メートルの風の二倍ではなくて、四倍の熱をうばうのです。ただ、猛烈な強風になると、体と接触している時間が短くなるため熱の喪失量は風速の二乗まではなりません。

いずれにしても、強い風が吹いているきびしい野外では対流による熱の喪失はとてつもない量に達するので低体温症の主な原因となります。「風冷え」は、寒いところで風が吹くとますます冷えてくる現象をさすためにつくられた言葉ですが、具体的に考えてみましょう。

穏やかな天候だと、ウエアなどの装備がしっかりしてさえいれば、気温がかなり低くても登山をしていて寒いとは感じません。ところが秒速五メートルほどの風が吹いているだけで、同じ気温の条件でも登山者はきびしい寒さを感じてしまいます。

箱根大学駅伝では、選手は時速二〇キロメートルに近いスピードで走り猛烈な熱をつくりだしていますが、気温が０℃前後と低いと自らが走ることによってつくる対流によってより多くの熱を失います。その奪われる量はすばらしいスピードで走る選手ほど多くなります。走ることによってつくられる「風」の二乗に比例するわけですから……その結果、深部温度が低下して低体温症になるリスクが高くなるのです。

その一方で、マラソンやラグビーなどではげしい運動を長い時間続け莫大な量の熱をつくり続けていた選手が、疲労などで運動量が落ちると運動によってつくられる対流による熱の放出が低下します。その結果、深部温度が上昇して熱中症になるリスクが高くなるのです。そのうえ、水分摂取が不十分で脱水状態になると、熱中症になるリスクはさらに高くなります。

蒸発

おだやかな天候だと、人体から放出される（喪失する）熱の二〇から三〇％は蒸発によります。ほとんど体を動かさない人間は蒸発によって一日に約三百キロカロリーの熱をを失うことになるのです。

皮膚の上で一グラムの水を蒸発させると、約〇・五八キロカロリーの熱をうばいます（気化熱と呼ばれています）。暑いときに汗をかくのが体を冷やすのにとても効果があるのはこのためなのです。おだやかな天候の下では、蒸発による熱の喪失の三分の二は、皮膚でおこなわれています。発汗は寒いところでもたえずおこなわれていますから、気温の低い環境で皮膚からの熱の喪失を防ぐにはできるだけ汗をかかないことが大切です。

蒸発による熱の喪失の残りの三分の一は、気がつかないうちに気道でおこなわれています。

吸いこんだ空気は加湿されて吐き出されますが、加湿するためには一日あたり数リットルの水が必要です。この加湿による水の蒸発で、一〇〇〇キロカロリーの熱がうばわれ、また、脱水状態にもなりやすくなります。脱水状態になると、低体温症はますます悪化します。高所では希薄な空気をおぎなうために、呼吸は平地にいるときよりも深くて早いので、呼吸による熱と水分の喪失にはより一層の注意が求められます。

雨などによって着ているウエアの中までぬれたり汗をしっかりかいてしまうと、蒸発によって大量の熱がうばわれます。風が吹いていれば、蒸発と対流による熱の喪失は膨大な量になり、重症の低体温症におちいる危険が高くなります。

伝導

体が接触している物質に熱エネルギーが移る現象が伝導です。空気は伝導率が低いので、風がないときには優れた断熱効果があります。一方、水の伝導率は空気の二四〇倍にもなるので、水の中につかっているだけで大量の熱が体から失われていきます。岩や氷も伝導率が高いので、岩や氷に座るのには注意が必要です。金属も熱の良伝導体ですから、冬山などでピッケルやアイゼンにけっして素手で触ってはいけません。地面も熱のよい伝導体ですから、けが人などを地面に寝かせるときはじかに寝かせはいけません。断熱性の高いマットを敷いてその上に寝かせて、体温が下の地面へ逃げるのを防がなくてはいけません。

放射

熱エネルギーを直接放出したり吸収したりする現象が放射です。人は太陽や火の放射エネルギーで大量の熱を得ていますが、気温の低い野外や天井の高いがらんとした建物だと放射によって失われる熱の量は増加します。しかし、しっかりした服を着ていれば、対流などによる熱の喪失を減らすことができ、放射による熱の喪失を補うことができます。

ただ、ウエアなどをはだけていると、放射によって多くの熱が失われます。頭や首からは放射によって特に熱が失われやすいので注意が必要です。

災害などでの避難所には体育館がよく使われます。このような避難所では電気が止まるなどして暖房ができないと、大量の熱が放射によって失われ、低体温症になるリスクが高くなるので注意が必要です。

第四章　低体温症の予防

低体温症になるのを防ぐには、失われる熱の量よりもつくられる熱の量が上回っていればよいのです。理屈の上では簡単です。ただ、そのためには頭を使って知能的に行動する必要があります。

失われる熱の量を少なくするには、対流による熱の喪失が少ないウエアや帽子、手袋をしていることが重要です。さらに、余計な汗をかいて蒸発による熱の喪失を防ぐためには、重ね着をしているウエアの加減が大切です。登山などで出発するときは、ウエアは最初はやや寒いと感じるぐらいにすべきです。体はやがてあたたまり、ウエアを着すぎていると水分や湿気がウエアの内部にどんどんたまり、蒸発によって熱が失われていきます。

昼食などで休むときは、歩いていないために体は急速に冷えてきますから、最初はやや暑いと感じてもバックパックからウエアを取り出して着るべきです。そして、再び歩き出すときは少し寒いと感じても、休んでいるときに着ていたウエアはバックパックにもどすべきなのです。さらにウエアのジッパーをこまめに開け閉めして調節するよう心がけることができればベストです。

ポイントは余計な汗をできるだけかかないことです。

熱の産生を効率よく増加させることができるのは、脚の筋肉を使ってしっかりと運動をするときだけです。登山などでスピード感のある歩きをしてしっかりと熱をつくり出すことが体温の低下を防ぐうえで重要なのです。寒気の厳しい冬山や横なぐりの雨が降る春や秋の登山では、食事などで長い時間休むべきではありません。

山では午後も遅くなると気温は急激に低下します。山小屋でもテント場でも、遅くても午後三時までには到着する登山計画を立てるようにすべきでしょう。

屋内でも、しっかり食事をとって体を動かし熱をつくり出さないと、低体温症におちいるリスクは高くなります。

熱の喪失を防ぐギア

ウエア

気温が低いときには、運動によってつくりだされる熱はとても重要ですが、それだけでは体温を維持するのはほぼ不可能です。熱の喪失をできるかぎり減らすことのできるウエアが必要なのです。人体のすぐ外側に動かない空気の層を保つことが熱の喪失を防ぐベストの手段です。

一日のあいだに気温は変動します。早朝には下がっていた気温は昼間には上昇しますが、夕方には低下します。天候によっても気温は変動します。その上、人体がつくり出す熱の量も運動量によってさまざまに変わります。動かないでじっとしているとつくられる熱の量はぐっと少なくなりますが、一定の早いペースで歩いていると大量の熱がつくられるのです。

ですから、ウエアを重ね着したり脱いだりして、気温や体の熱産生の変化に対応する必要があります。重ね着をするうえで重要なのは、上に着るウエアは下に着るウエアよりもゆとりがあることです。ゆとりがないとウエアとウエアのあいだに伝導率が低い空気が入り込むことができず、断熱効果を十分に発揮することができません。

また、ウエアのえりもジッパーが首の上まである高いものにすべきです。首からは対流によって大量の熱が奪われるからです。

ウエアの素材も重要です。

アンダーウエア

まず、コットン（木綿）。コットンは乾燥時の重量の四〇パーセントもの水分を吸収し、濡れると繊維と繊維がもつれてしまい、ほとんど空気を取り込むことができません。そのため、水はコットンのアンダーウエアの内側と外側の表面からしか蒸発できず、なかなか乾かないのです。水分は蒸発するときに熱を奪うので体温を低下させます。したがって、コットンはアウトドアでの活動でアンダーウエアとして着るには不向きです。

古くから使われている素材としては、ウール（羊毛）があります。

ウールは繊維のあいだに多くの空気を取り入れることができるので、熱を逃がしにくい構造になっているのです。そのおかげですぐれた保温性を保てます。ウールも乾燥時の重量の三〇パーセントもの水分を吸収できますが、それでも着ている人は濡れていると感じなくてすみます。濡れても保温性を失わないのがウールの最大の長所です。濡れた繊維のあいだに空気を取り込むことができ、一本、一本の繊維の表面から蒸発できます。つまり、水が蒸発できる表面積がずっと多いのです。完全に濡れてしまっても乾いているときの八〇パーセントもの保温力を保っています。この特性からウールはアンダーウエアの素材として適しているのです。

最近では、吸汗性、速乾性に優れたポリプロピレンやポリエステルといった化学繊維もアンダーウエアとしてよく使われます。また、天然素材のウールと化学繊維の混紡の素材も使われます。

ミドルレイヤー

ポリエステルでつくられた合成繊維のフリースは通気性が良い上に、乾きが早いので、ミドルレイヤーとしてすぐれていますが、空気を通しやすい欠点がありアウターシェル（アウターレイヤー）の素材としては不向きです。

ダウンは濡れないかぎり、すぐれた断熱性を示します。ダウンほど軽くて断熱性のある素材はほかにはありません。ただ、ダウンは濡れてしまうと断熱効果がほとんどなくなってしまいます。ですから、アウターシェルでしっかり防水さえできれば、ダウンはミドルレイヤーとして最適だと言えます。

ダウンに近い断熱効果を持ち、濡れても断熱効果の落ちない化学繊維がいくつも開発されています。ただこれらの化学繊維はダウンにくらべて重く圧縮性に乏しいのが欠点です。最近ではこれらの欠点を改良した化学繊維のアクティブ・ミドルレイヤーが人気です。

ウールも断熱性が高く、濡れても断熱性がほとんど落ちないので、ミドルレイヤーとしても適しています。

アウターシェル

アウターシェルには風を通しにくいうえに、下に着ているウエアの断熱性を守るため水がしみこまないことが必要です。また、自分がかいた汗が水蒸気として外へ通せることも必要なのです。

その代表がラミネート（積層生地）です。ラミネートで一番知られている商品名はゴアテックスです。ラミネートは素地を何種類か張り合わせてできていますが、そのうちの一つには小さな孔がたくさん開いています。この孔は水蒸気が通るには十分な大きさですが、水滴が通るには小さすぎる大きさになっていて、アウターシェルに適しています。

グローブ（手袋）

手の指は五つに分かれています。そのため、体積に対して表面積が大きいので、寒気に対して冷えやすいのです。ですから、ミトンをしているほうが五本指のグローブをしているよりもずっと温かいのですが、ミトンはさまざまな細かい手の作業をするのには不向きです。

最近の登山やスキー用のグローブは寒気をしっかり遮断できるので、ミトンをつける必要があるのは極地かよほど高所の山にかぎられます。ミトンをつけるよりはかえって、しっかりと歩いて十分な熱をつくりだすほうが、指の皮膚の血管が収縮して血液量が減少し指先がじんじんしてくるようなことはないのではないかと思います。

帽子など

首は顔や脳に豊富な血液を送る動脈が皮膚の直下を走っているので熱がどんどん失われやすい場所です。また、頭は皮膚の下に断熱効果の高い脂肪がほとんどありませんし、頭蓋骨は熱の良導体です。このような理由から、寒気の下では防寒用の帽子が欠かせませんが、素材としてはウールが最適です。

防寒用の帽子は耳をしっかりおおえるものでなければなりません。目出し帽（バラクラバ）やフードは、強風が吹いているきびしい条件下では大いに役に立ちます。

シェルター

低体温症になった遭難者を収容するシェルターは、あくまでも救援隊やヘリコプターが現場に到着するまでの急場しのぎのものです。下がった体温（深部温度）をシェルターで上げることは不可能です。低下した体温を何とかこれ以上下がるのを防ごうというものです。

　風冷えを避けるためには、シェルターとしてツエルトやテントも張りますが、ツエルトやテントでは風は十分には防ぎきれません。積雪が十分あれば、雪洞を掘るべきです。雪洞は風を完全に遮断してくれますし、天井から水がしたたり落ちるようなこともありません。ただ、雪洞では雪の上に直接座ったり、寝ころがると伝導によって体の熱が奪われます。断熱性のあるマットなどを敷いておかなくてはいけません。

エマージェンシー・ブランケット
（レスキューシート）

　これはアルミを蒸着したポリエステルのシートです。たたむと手に入る大きさで、重量は一〇〇グラム以下ときわめて軽量、ハンドバッグにだって入ります。低体温症におちいるリスクが高いときに頭からかぶるのです。体から放出される放射による熱をブランケットの内面で反射して熱が外部に逃げるのを防ぎ、ブランケットと体のあいだの空気層で断熱効果を発揮することができます。

　ただ、防水性が高い分、蒸れやすいのが欠点です。

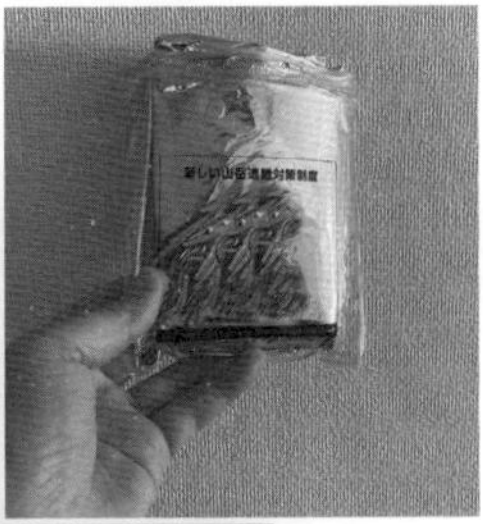

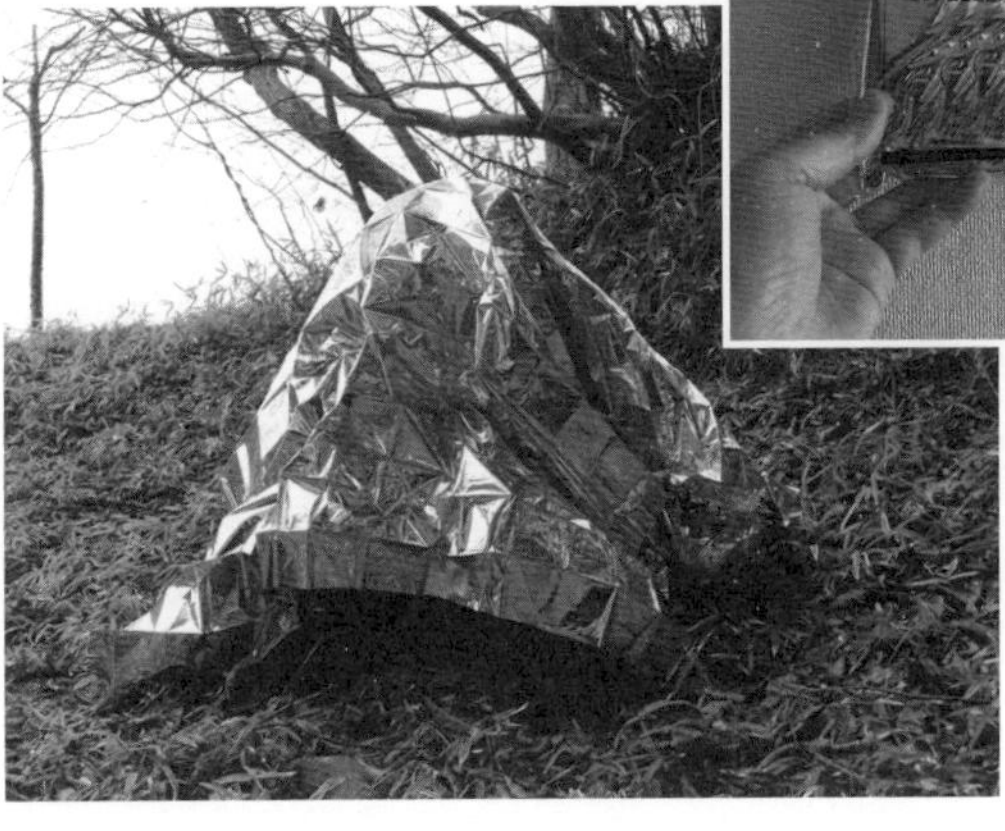

第五章　低体温症の診断と治療

体温（深部温度）が低下した状態を低体温症といいます。低体温症はその重症度に応じて軽症と重症に分類しますが、詳しいことは後で述べます。軽症と重症のあいだに中等症を入れて、重症度を三つに分ける分類法もありますが、かえってわかりにくいので軽症と重症の二つに分類しました。

低体温症におちいるのは、基本的には体がつくる熱より体から失われる熱のほうが多いときにおこります。逆に体がつくる熱のほうが体から失われる熱よりも多い時には熱中症になります。要は、体がつくる熱と失う熱のバランスがくるってどちらかに傾くと低体温症になったり熱中症になるリスクが高くなるというわけです。下の図を見ていただくと理解しやすいと思います。

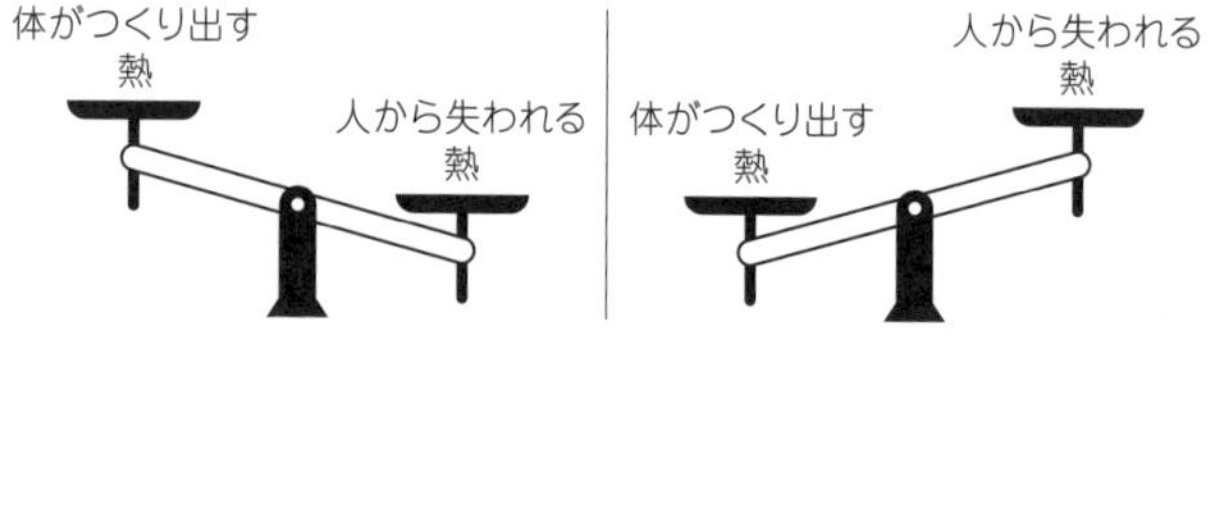

閑話休題　低体温症と熱中症

低体温症と熱中症は真逆の関係にありますが、低体温症と熱中症の症状はかなり似ています。足がふらふらしてうまく走れない、歩けない、さらに重症化すると意識レベルが低下し朦朧《もうろう》状態からこん睡状態になるのも共通しています。また、低体温症や熱中症におちいらないようにしっかり予防することが大事なのも同じです。一度、低体温症や熱中症におちいるとフィールドで体温を正常に回復させるのは極めて困難だからです。

逆の言い方をすると、フィールドであれこれと応急処置をするよりも、低体温症ならば連絡を取って山小屋に速やかに収容する、重症の場合にはヘリコプターを要請して病院に収容することが大事ですし、熱中症の場合には速やかに救急車を呼ぶことです。現場でぐずぐずとしていると、最悪、命取りになりかねません。

たとえば、三人が低体温症で死亡した一九六四年のフォーズ・イン・ウオークのような横なぐりの冷雨のなかでも、カロリーをしっかりとりながら走り続けることができた二二名が完走しています。失われる熱よりもつくりだす熱のほうが多かったので、低体温症におちいることなくゴールすることができたのです。

ただ、登山などで体温計が手元にあることはほとんどありません。したがって、低体温症は訴えと症状から判断せざるをえないのです。

軽症の低体温症（体温三五℃〜三二℃）

訴えと症状

登山パーティのだれかが、あるいは災害時に避難所でだれかが寒さを訴え震え始めたら、軽症の低体温症を疑わなくてはいけません。体温が低下し始めると、動きやさまざまな作業がぎごちなくなって、ちょっとした起伏のある所でもつまずいたり転びやすくなり、手を使った携帯の操作や靴ひもを結ぶといったこともむずかしくなります。

また、判断力も低下します。何事にも無関心になりパーティのほかの仲間や避難所のまわりの人たちとうまく折り合えなくなります。ふだんは協調性のある人が、ばかに喧嘩っ早くなったときも低体温症を疑うべきです。

軽症の低体温症では体温が三五℃以下に低下していますが、三二度C以下にまでは低下していません。

軽症の低体温症の訴えと症状

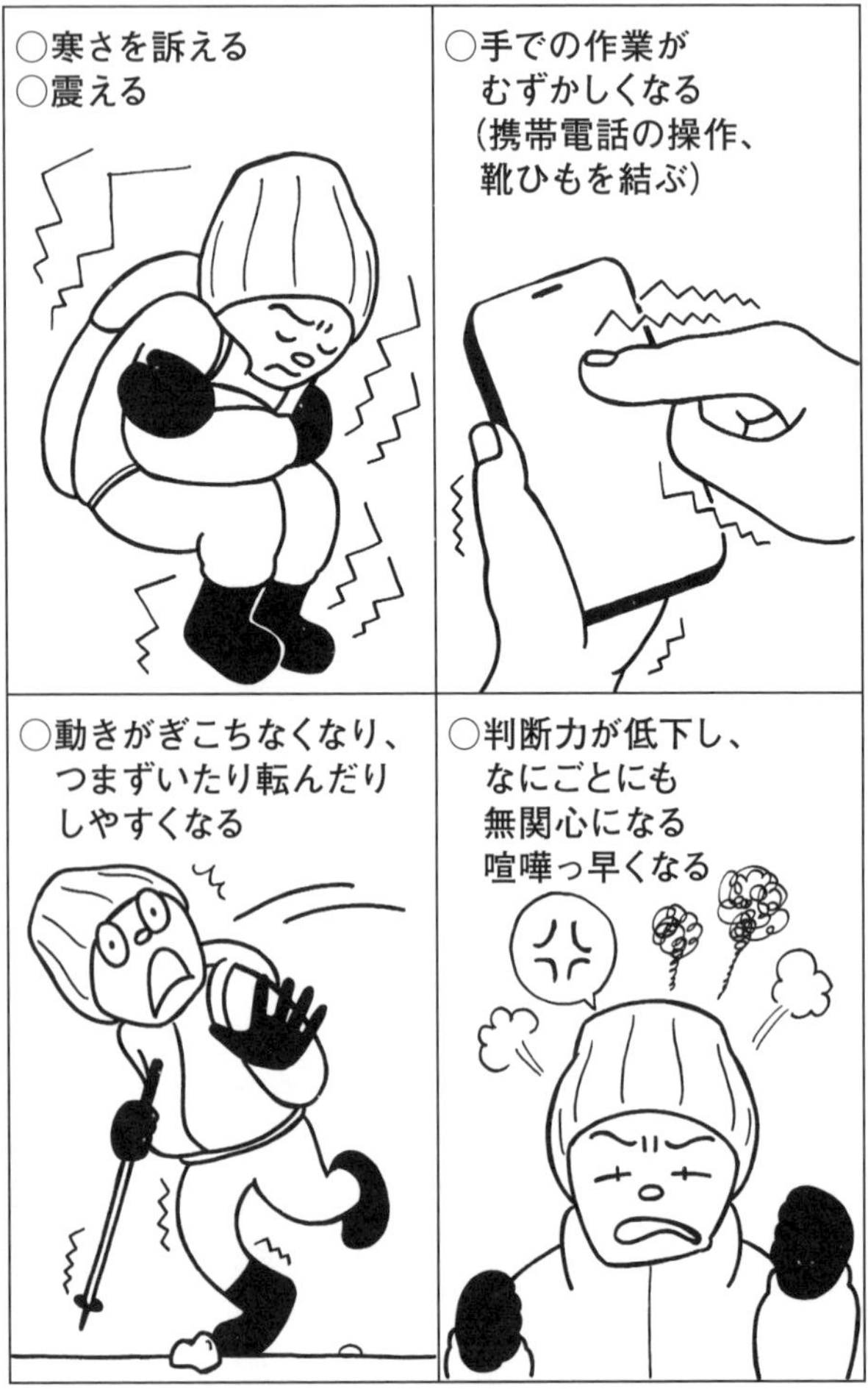
○寒さを訴える
○震える
○手での作業が
むずかしくなる
(携帯電話の操作、
靴ひもを結ぶ)
○動きがぎこちなくなり、
つまずいたり転んだり
しやすくなる
○判断力が低下し、
なにごとにも
無関心になる
喧嘩っ早くなる

治療

軽症の低体温症の患者は、寒さや濡れた状態からぬけださせることができれば、それで十分です。濡れたウエアを着替えさせ、温かい環境のもとにおいてあげればよいのです。温かい飲み物や食事では、いったん下がった深部温度を上げることはできません。ただ、精神的に元気づける意味で温かい飲み物や食事を提供することは大切です。アルコールは体表の血管を拡張させるので、体全体が温まったような錯覚を起こしますが、実際には体からの熱の喪失を増加させます。したがって、アルコールを飲ませてはいけません。

都会で軽症の低体温症の患者が病院に運ばれてきたときには、治療を行うのは容易です。ウエアが濡れていれば乾いたウエアに着替えさえ、病院のベッドに寝かせて毛布をかけておけば、院内の温かい環境の下で体温は少しずつ上昇し、正常な体温へともどります。

ところが、登山など野外で軽症とはいえ低体温症になったときには、温かい環境のもとにおいてあげるのはしばしば困難です。寒気の厳しい中、テントや雪洞の中で一度低下した体温をもどすのはきわめて困難です。なんとか連絡をとって、近くの山小屋までたどり着かなければなりません。山小屋ならば、軽症の低体温症の治療はしっかり行うことができます。

災害時の避難所でも、避難してきた住民を温かい環境のもとにおいてあげるのは、きわめてむずかしいのです。その意味からも、低体温症は予防がきわめて大切なのです。

重症の低体温症（体温三二℃以下）

訴えと症状

重症の低体温症になると、しだいに震えが減少し、ついにはまったく震えなくなってしまいます。ますます思考力が低下し、寒さから身を守ることに無関心になります。着ているウエアを脱ぎ捨てることさえあるのです（逆説的脱衣といいます）。そして、ついには意識レベルも低下してこん睡状態に至ります。

重症の低体温症の訴えと症状

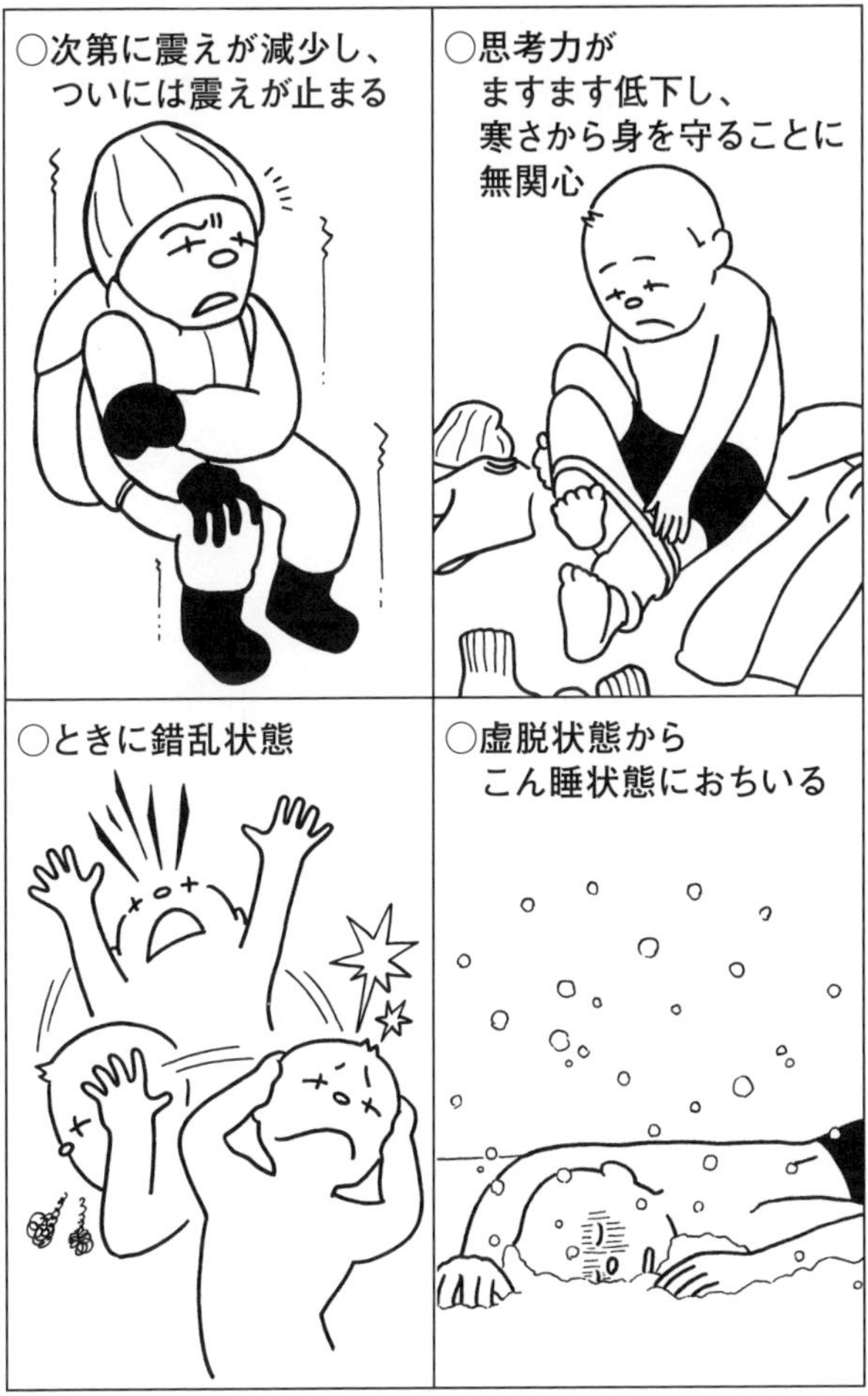
○次第に震えが減少し、
ついには震えが止まる
○思考力が
ますます低下し、
寒さから身を守ることに
無関心
○ときに錯乱状態
○虚脱状態から
こん睡状態におちいる

最重症の低体温症（体温二八℃以下）

最重症の低体温症の人は、生存しているにもかかわらずほとんど死んだように見えることが多いのです。体全体がまるで死後硬直を起こしているようにこわばり、脈拍や呼吸があまりにも弱いのでわからない、瞳孔が散大して対光反射がないこともしばしばです。したがって、すでに死亡しているというまちがった判断をしてしまいがちです。

しかし、このような死の一歩手前の低体温症におちいっている人を最初から死亡していると判断してはいけません。ヘリコプターなどで病院に搬送し、病院での積極的な加温によって体温が少なくとも三五℃にまでもどり、さらに心肺蘇生を続けても成功しないとき、始めて死亡と判断すべきなのです。

治療（フィールドでの）

フィールドで重症の低体温症におちいっている人の体温を正常にもどすことは不可

能です。したがって、重症の低体温症におちいっている人は、ヘリコプターで病院に搬送して、十分ととのった環境の下で再加温しなければなりません。ただ、天候や地形などから常にヘリコプターが使えるとはかぎらないことも頭に入れておかなければなりません。少なくとも重症の低体温症におちいっている人の体温がこれ以上低下しないようにできるかぎりのことをすべきです。

重症の低体温症におちいっている人にマッサージをしたりゆすったり、軽くたたいたりするだけでも致命的な合併症である心室細動を誘発してしまいます。つまり、さまざまな手当を加えているつもりが結果的に取り返しのつかない心室細動を引き起こしてしまうのです。心室細動とは不整脈の一種で、心臓から血液を送り出す中心的な役割をする心室がブルブルと震えるだけで、全身に血液を送り出せない状態を指しています。

手当を加えることによって、心室細動が引き起こされるような事態は細心の注意を払って避けなければなりません。

ですから、まず「首の骨が折れている患者を扱うように」、ていねいにそっとパッキングができる安全な場所まで移動させなければなりません。近くにヘリコプターが離着陸できるところがあればベストです。

パッキング

移動させたら、まず、濡れたウエアをはさみで切ってそっと脱がさなければなりません。そして、さらに体温が低下するのを防ぐためにすばやく体をパッキングする必要があります。まずツェルトを地上に敷き、その上に寝袋を二つ置きます。寝袋の上に断熱マットを敷いて寝かせます。両サイドと上に寝袋と予備のウエアを置いて、その上からもう一枚のツェルトをかぶせます。上下のツェルトを合わせて、しっかりひもで結んでパッキングします。このさい、呼吸するのがむずかしいほどに強くしめてはいけません。体温のさらなる喪失を防ぐのが目的ですから、手持ちのツェルトが無ければ無いなりに、ほかの持ってきている装備を使って上手に工夫することが肝要です。

湯たんぽを入れてあげれば、患者はぬくもりを感じてほっとすることができます。ただ、湯たんぽで皮膚の温度が上がると深部温度は低いままなのに、安静時の五倍もの熱をつくりだしている震えを体は止めてしまいます。ですから、湯たんぽを入れたからといって深部温度の上昇には寄与しないことを十分認識しておく必要があります。隊員の中に医療スタッフもいる、高度に組織された救助隊が現場に到着したときには、加温加湿した空気か酸素を投与したり、点滴を行うことも有効です。加温加湿した空気か酸素を投与すれば、気道からの蒸発による熱の喪失を防げるだけでなく、一時間当たり一〇キロカロリーの熱を得ることができるからです。

また、低体温症におちいっている人のほとんどは脱水状態にあり、循環血液量が減少しているので点滴療法は有効です。ただ、重症の低体温症の手や腕などの血管は強く収縮しているので、血管を確保して点滴を行うのはとても困難です。

いずれにしても、あくまでもヘリコプターでの病院への迅速な搬送が最優先であることを決して忘れてはいけません。これらの処置は場合によってはヘリコプターの機内でおこなえばよいのです。

心肺蘇生《しんぱいそせい》（Cardiopulmonary Resuscitation, CPR）

心肺蘇生は呼吸と心臓が止まっている（心肺停止）と判断された人に対して行う循環

を助ける方法です。心臓マッサージを主におこないます。心室細動が起きれば心肺蘇生を始める、これが原則です。ところが、重症の低体温症に関しては少しちがいます。判断がむずかしいのです。

重症の低体温症におちいっている人の脈はきわめて弱く触れにくいし、呼吸も浅く弱いために、心肺停止の状態なのか判断するのはとても困難です。脈拍数も呼吸数も極度に低下していても、心肺停止には至っていないのに心肺蘇生を実施すると、心室細動は必発です。病院に到着し体温が正常に戻るまで心肺蘇生を続けざるをえなくなります。逆に、すでに心室細動を起こしているとしたらどうなるか、考えてみましょう。

心室細動がすでに起きているとすると、平熱の人間ならば、五分以上そのままの状態が続けば、その後心肺蘇生に成功したとしても不可逆性のひどい脳障害が起きてしまいます。ところが、重症の低体温症では一時間後に蘇生に成功したとしても、重大な脳障害を起こさないことが多いのです。低体温のために脳の酸素の必要量が極端に低下しているためだと考えられています。

ですから、重症の低体温症で心肺停止の状態なのか判断するのがきわめて困難な場合には、心肺蘇生を実施しないのも一つの考えではあります。

パッキングした重症の低体温症におちいっている人を担架に乗せたりして地上を搬送するのは、長い時間がかかります。ヘリコプターによる搬送に最大限努力すべきです。ヘリコプターの離着陸が可能な場所がないときは、ヘリコプターをホバリングさせて釣り上げて収容する方法も考慮すべきですが、慎重な判断が求められます。

治療（病院での）

当然、病院に到着した重症の低体温症の患者は心室細動を起こしていない可能性もあります。ただ、さもない刺激でも心室細動が起こる可能性があるのです。担架からベッドへ移すとき、細心の注意を払ったつもりでいても、それだけで心室細動を起こすこともまれではありません。ただ、病院はスタッフも充実しており、当然、除細動器も手元にありスタンバイ状態です。心電図でのモニタリングを直ちに開始できます。心室細動をすでに起こしていればただちに心肺蘇生を開始します。呼吸は気管内挿管を行い呼吸器につなぐことになります。

体温（深部体温）は専用の体温計を直腸か食道に挿入して測定します。

体温が三二℃以下でも二八℃以上あれば、心肺蘇生を続け体温が三〇℃に達したところで除細動を行います。深部体温が三〇℃以下では除細動が成功する確率は低いからです。これまで体温が二八℃以下の最重症の低体温症の生存率は低く、ほとんど助かる人はいませんでした。しかし、体外循環の導入などにより助かる人も出てくるようになり、中には社会復帰できる人もいます。(参考文献2)

それでも心室細動がもどらなければ、さらに心肺蘇生を続けます。三二℃、三五℃でも同じことを行いますが、三五℃で除細動を行っても成功しないときは、その後の方針を医師団で協議して慎重に決めることになるでしょう。このように心室細動を起こしながらも体温が徐々にあがり、心室細動を起こさなくなり助かることもあるのです。その場合、重大な脳障害を伴わないのがふつうです。

この間の積極的な加温の方法としては、温水による腹腔内の灌流加温などがあります。腹腔内にチューブを挿入し、加温した生理食塩水を一～二リットル注入し二〇～三〇分のあいだ注入したままにして、それから抜き取ります。このような操作を繰り返すと、深部体温は一時間に一℃から三℃上昇します。

体温が二八℃以下の場合には体外循環による加温が選択されます。たとえば、大腿静脈から右房にまで挿入されたカニューレから静脈血をポンプで脱血して人工肺で酸素化し、さらに加熱器で加温したのち、大腿動脈へ送血するシステムです。このような体外循環によって数分間に一℃以上の急速な加温が可能になります。

第六章　これまでに起きた山での低体温症による遭難事故

これまで、低体温症による山での遭難事故は毎年起きています。低体温症という言葉が広く使われるようになり、登山者も言葉としては低体温症という言葉を知らない人は少ないとは思うのですが、低体温症による遭難事故が減少傾向にあるようには思えません。

低体温症による山での遭難事故はもちろん冬にもおきます。ただ、意外に春と秋におきることが多いのです。一般的に冬山に入る登山者は、装備もしっかりしていて山に詳しく、スピード感をもって歩くことができます。そのためかえって、きびしい冬山にもかかわらず、低体温症による遭難が少ないのではないかと考えています。

一方、春や秋は雪が降ることは少なくかえって冷たい雨が降ることが多いのです。雨は雪よりもウエアの中にしみこみやすく、雨の水分がウエアの中で蒸発すると大量の熱が奪われてしまいます。また、日常すごしている生活では、ときには暑いと感じるときもあります。ふだんの気温と山での気温にかなりのギャップがあることも、春や秋の登山でウエアの備えがついつい不十分になることと関係しているのかもしれません。

ここでは、注目すべき遭難事故をいくつか取り上げました。また、著者が実際に最近登った山で、登った後、それぞれ一か月、二週間ほど後で起きた低体温症による遭難事故も取り上げました。

立山　一九八九年一〇月八日

四〇歳代から六〇歳代の一〇人のパーティが立山で遭難し、八人が低体温症で亡くなりました。一九八九年ごろはまだ低体温症という言葉もほとんどだれも知らない時代でした。当然、登山者も低体温症の概念をまったく認識していなかったのではないかと思われます。

一〇月に入れば、三〇〇〇メートル級の山々は冬山と考えるべきなのですが、日常の生活ではまだそれほど寒いときはなく、ときには暑さを感じる日もあるくらいです。このギャップが、あまり経験のない登山者にはピンとこないようで、軽装備で山に入りがちなのです。このパーティもそうでした。

パーティは一〇月八日午前八時四五分、室堂（標高二四五〇メートル）を出発します。

出発するときは晴れていた天候は急速に悪化し、一ノ越山荘に到着したときには吹雪になっていました。ところが、一ノ越山荘で休憩後に、吹雪が強まる中さらに先へと出発してしまいます。

雄山（標高三〇〇三メートル）到着までに標準コースタイムの倍近い時間がかかっています。ウエアなどの装備が不十分で、歩くペースがゆっくり、天候は吹雪で気温は〇℃を下回っていました。実際、一〇月八日十五時の時点で真砂岳付近の気温はマイナス六℃、秒速十五メートルの風が吹いていました。これでは、体がつくる熱と奪われる熱では相当のマイナスが生まれてしまいます。一〇人それぞれ程度の差はあったと思いますが、全員が低体温症におちいったと考えてよい状況です。

そのうえ、一ノ越山荘で休憩を取り、雄山で昼食を取り、さらにパーティが二つに分かれてしまった後、後続の六人を待って四〇分ほど動かないでいました。この間、歩かないために体でつくられる熱は激減する一方、奪われる熱は相変わらず膨大な量ですから、低体温症はあっという間に重症化したのではないでしょうか。

あとは低体温症におちいった登山パーティがたどる典型的なコースを歩むことになります。パーティはいくつかに別れ別れになります。大汝山《おおなんじやま》の山頂付近で二人組のパーティが一行のうちの六人とすれちがっていますが、六人のうちの三人はほとんど動けない状態だったそうです。

翌日、大汝山と真砂岳のあいだの稜線上で八人が倒れているのを発見されます。富山県警山岳警備隊が午前のうちに大型ヘリコプターで救助に向かい二人を病院に収容しましたが、すでに死亡していたとのことです。残りの六人は現場で死亡が確認されました。

体力があり救助を求めに向かった二人は剱御前の小屋付近でビバークしているところを発見されて小屋に収容され助かりました。

このような寒気のきびしい悪天候のなかで行動できるのは、しっかりした装備をしたうえで、標準時間を上回るぐらいの早いタイムで歩くことができ、地形にも明るいパーティだけです。この一〇人のパーティはそのどれにも当てはまりません。せめて、あらかじめリーダーがしっかり決められていて正しい決断を下して、一ノ越山荘に一泊して翌日室堂へ下山すれば一人の犠牲者も出さずにすんだと思います。

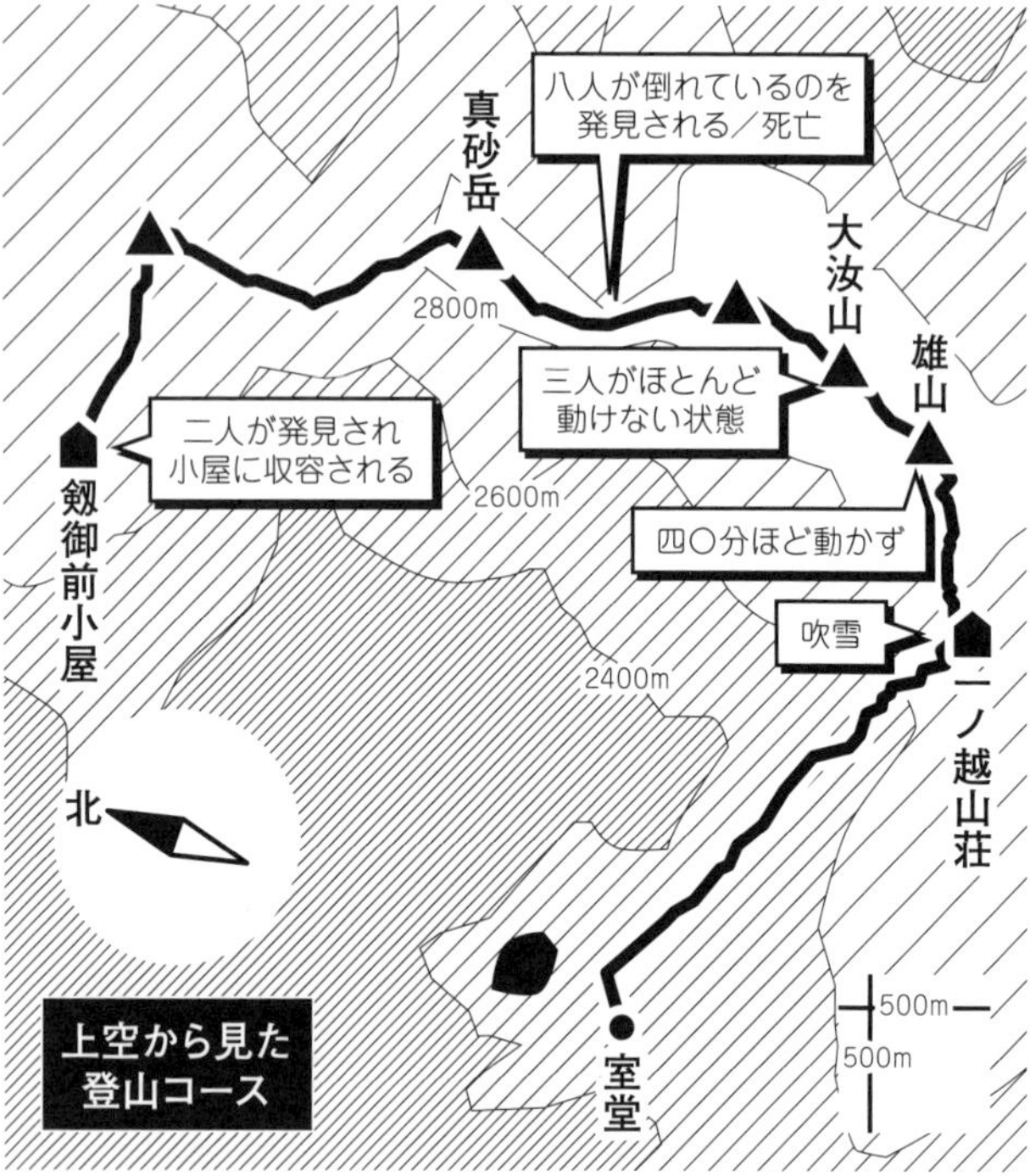
八人が倒れているのを
発見される／死亡
真砂岳
大汝山
雄山
2800m
三人がほとんど
動けない状態
二人が発見され
小屋に収容される
2600m
四〇分ほど動かず
吹雪
剱御前小屋
2400m
一ノ越山荘
北
500m
500m
室堂
上空から見た
登山コース

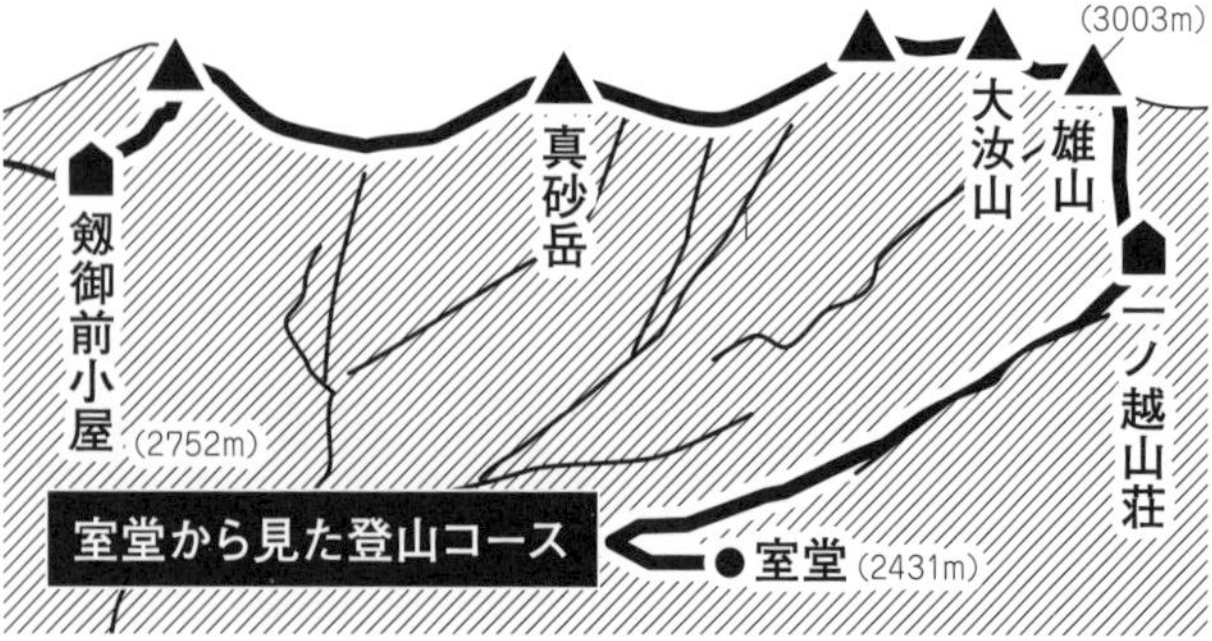
(3003m)
真砂岳
大汝山
雄山
剱御前小屋
(2752m)
一ノ越山荘
室堂から見た登山コース
室堂
(2431m)

トムラウシ山　二〇〇九年七月一六日

トムラウシ山は北海道、大雪山系の標高二一四一メートルの山です。二泊三日のツアー登山（ガイド三名、参加者一五名）の最終日、一行はヒサゴ沼避難小屋からトムラウシ山を経てトムラウシ温泉へ下山する予定だったのです（距離約一六キロメートル）。

この登山の問題点は、いくつもありますが、ここでは低体温症にかぎって論ずることにします。

遭難当日、気温は六℃、秒速二〇メートルの強風が吹き、横なぐりの雨が降っている状態でした。この時点で、出発は見送るべきだったと思います。

実際、避難小屋からの登り下りは岩だらけの登山道が多く、気象条件が良くてもかなりの体力を消耗します。そのような中を横なぐりの雨の中でゆっくりとしたペースで登り、着ているウエアが不十分だとたちまちのうちに体温は低下するのです。全員雨具は着けていたようですが、しっかりしたアウターレイヤーを着ていないと、雨が徐々に体にしみこんできてしまいます。熱が体から逃げにくいダウンなどのミドルレイヤーも少なくとも全員は着ていなかったようです。すでに述べたように、風が吹いていると熱は風速の二乗で奪われます。秒速九メートルの風は秒速三メートルの九倍の熱を奪うのです。遭難当日、トムラウシでは秒速二〇メートルの強風が吹いていましたから、体から奪われる熱は膨大な量になります。これに対抗するにはしっかりカロリーをとりながら一定の速いペースで歩き続ける以外に方法がありません。食事をとるための休憩時間を取って休むと、その間に多くの熱が奪われてしまうのです。行動食をしっかりとりとりながら歩き続けなければなりません。水を取るなどで立ち止まる必要があるときもありますが、そのときも立ち休みで、時間としては五分以内でしょう。

このような行動がとれない登山者は最初から出発を見送るべきだったのです。

遭難したパーティとほぼ同じ時間に同じコースをとって無事下山した静岡の六名のパーティがいましたが、おそらく彼らはお互いに力量もほぼ同じメンバーで、一定の速いペースで下山したために遭難をまぬがれたのだと思います。もっとも一名は、軽い低体温症になっていたとのことですが……。

ツアー登山のメンバーの少なくとも一人の登山者は出発後数時間でふらふらした歩きになり、ロックガーデンに着く前に、支えなければ歩けず、しばしば座り込むようになっていました。軽症の低体温症にすでにおちいっていたと考えるのが妥当でしょう。

　おそらく、全員の体温は少しずつ低下していたのでしょうが、それでも何とか北沼渡渉点までたどり着きます。この時点でヒサゴ沼避難小屋に引き返せば、数人の犠牲者を出したかもしれませんが、パーティの大半は助かったのではないかと思います。

　川を歩いて渡ることを渡渉といいますが、北沼渡渉点を渡渉したことこそが今回の大量遭難に結び付いたと考えます。まず、渡渉するときには最低でも膝から下が水の中に入りますから濡れてしまいます。ところが、渡渉中に転倒し、流されなくてはすんだものの全身がびしょ濡れになってしまうことがときに起こるのです。今回の遭難でも、わかっているだけで少なくともガイドの一人が渡渉中に転倒して全身が濡れ、重症の低体温症におちいってしまいました。

　渡渉点でのもう一つのより重要な問題は、渡渉を待つ間、渡渉を終わって全員が渡渉するまで待つ間、全員が動かない状態で待機していたことです。そのために一気に体温が低下したと考えられます。こういうときは、待機しているあいだずっとそのあたりにある小さな岩や倒木などへの上り下りを繰り返したり、あたりを歩いて熱をしっかりつくり続けることが重要です。この北沼渡渉点で全員の体温は急速に低下し、重症の低体温症におちいったと考えられます。その結果、八名もの死者を出したのです。

（参考文献3）

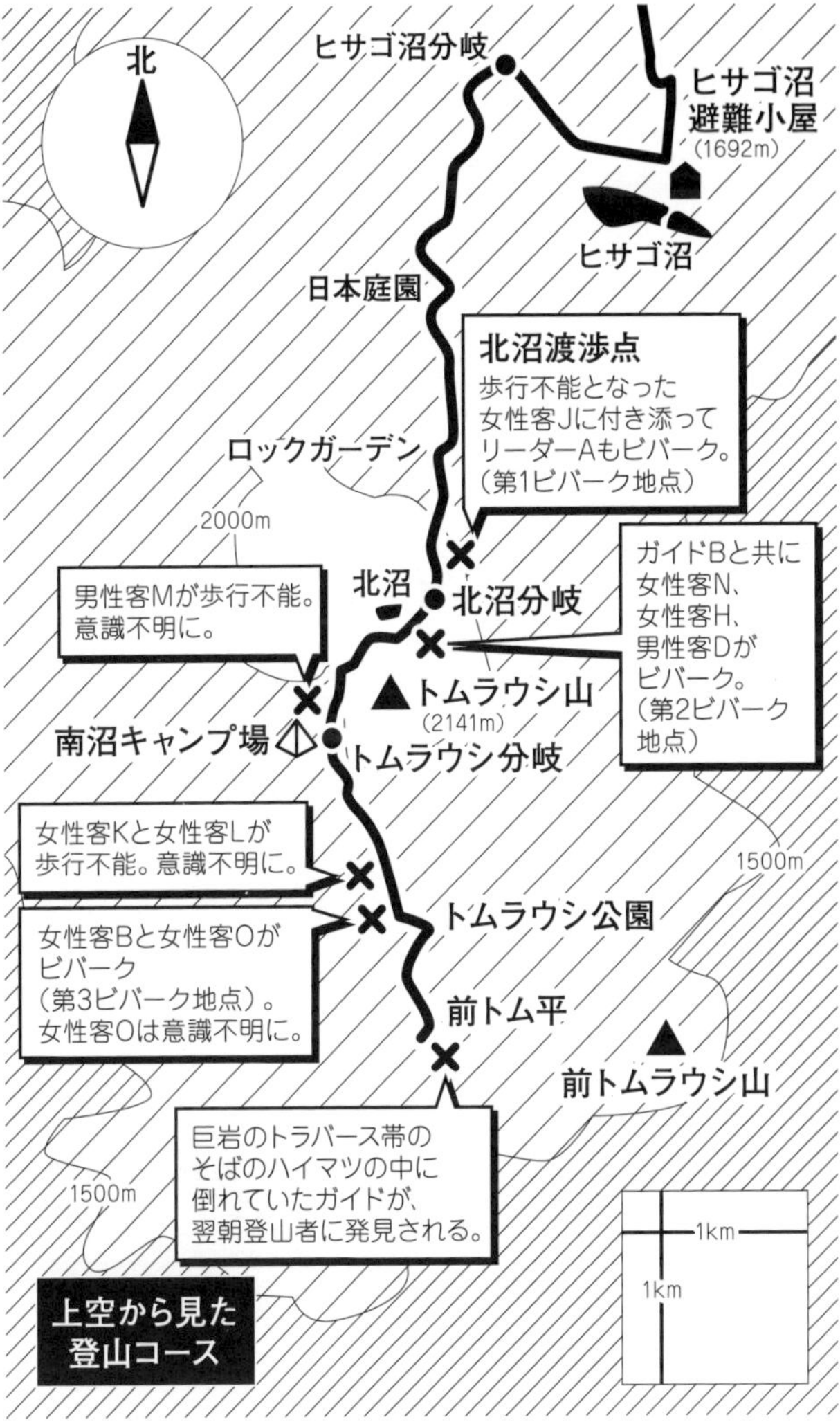

北
ヒサゴ沼分岐
ヒサゴ沼
避難小屋
（1692m）
ヒサゴ沼
日本庭園
北沼渡渉点
歩行不能となった
女性客Jに付き添って
リーダーAもビバーク。
（第1ビバーク地点）
ロックガーデン
2000m
ガイドBと共に
女性客N、
女性客H、
男性客Dが
ビバーク。
（第2ビバーク
地点）
男性客Mが歩行不能。
意識不明に。
北沼
北沼分岐
トムラウシ山
（2141m）
南沼キャンプ場
トムラウシ分岐
女性客Kと女性客Lが
歩行不能。意識不明に。
1500m
トムラウシ公園
女性客Bと女性客Oが
ビバーク
（第3ビバーク地点）。
女性客Oは意識不明に。
前トム平
前トムラウシ山
巨岩のトラバース帯の
そばのハイマツの中に
倒れていたガイドが、
翌朝登山者に発見される。
1500m
1km
1km
上空から見た
登山コース

六甲山　二〇〇六年一〇月七日

六甲山で仲間とバーベキューをした三五歳男性が一人で山道を下山途中で道に迷い沢に転落して骨盤を骨折、身動きができなくなりました。三週間以上たった一〇月三一日に発見されたときはこん睡状態でした。ヘリコプターで病院に搬送されましたが病院到着時の体温は二二℃と極めて低く、すでに心室細動もおこしていたので、ただちに体外循環による加温が開始されました。病院到着時から四時間後に除細動にも成功して、その後は順調に経過、一二月一九日退院しました。退院後は職場復帰を果たしています。

これほどまでに深部温度が低下した遭難者でも、体外循環を行うなどあきらめずに治療を開始すれば救命することができ、しかも社会復帰までできることを示した貴重な例です。

この遭難者の救助、搬送に加わったプレホスピタルのチーム、積極的に体外循環をおこない、慎重にしかもスピーディーな治療で救命した病院のスタッフには敬意を表したいと思います。

白馬　二〇一二年五月五日

白馬岳（標高二九三二メートル）の登頂を目指した六三歳から七八歳の六人パーティでした。遭難前日の五月四日、ゴンドラで登山の出発点、栂池《つがいけ》（一八六〇メートル）に到着し、そこで一泊。翌朝、五時三〇分ごろ出発しました。宿泊予定地は白馬山荘でした。標高差約一〇〇〇メートル、かなりの高度差です。

私は二〇一一年の九月末に同じコースを登っています。その経験からも、好天に恵まれたとしても、年齢にしてはかなりきつい登山計画だと思われますが、そのことはここでは論じません。

問題は一一時過ぎに中継点、白馬大池を出発してからです。栂池から白馬乗鞍岳を経て白馬大池まで、標準的なコースタイムより二時間以上遅れて到着していますし、白馬大池を出発してからも、目撃者によると全員がかなり疲労した様子で中にはバックパックをパーティのほかのメンバーに背負ってもらっている人もいたとのことです。おそらく歩行ペースは相当落ちていたと思われます。そこへ、天候の急変です。出発して一時間もしないうちに付近では横なぐりの雨が降り出しました。横なぐりの雨に吹かれてウエアも濡れ大量の熱が失われたと考えられます。一方、歩くペースが遅いと体がつくりだす熱は失われていく熱にくらべるとはるかに少なくなります。その結果、差し引きでは相当のマイナスになり、深部温度（体温）はどんどん低下していきます。

遭難したパーティと前後して栂池を出発した一〇人パーティと男女ペアのパーティは彼らよりも先行していましたが、天候の急変を見て引き返しています。なぜ、遭難パーティは天候の悪化にもかかわらず引き返さなかったのでしょうか？　おそらく低体温症がすでに始まっていて、適切な判断ができなかったからではないでしょうか。天候はさらに悪化して、秒速一五から二〇メートルの風が吹き、みぞれから雪へと変わります。

気温は少なくとも〇℃以下、強風によって体感温度はずっと低くなります。重症の低体温症におちいり、思考力はますます低下、寒さから身を守ることにも無関心になったと思われます。

当時の報道によれば、遭難パーティの装備は十分なものでした。ツェルトと呼ばれる簡易テントも持参しており、全員のバックパックにはダウンも入っていたのです。バックパックからダウンなどの寒さを防ぐウエアを出すことにも気が回らず、それから先はそれほど時間がたたないうちに意識が低下し、六人全員がこん睡状態になり死亡したと思われます。

登山計画的にも白馬大池山荘に一泊して白馬岳に登頂すべきだったと思いますが、白馬大池山荘を出発してからのパーティの歩くペース、気候の急変などから考えると、少なくとも一三時三〇分ごろ引き返してきた一〇人パーティと小蓮華岳の手前で会ったところで、一緒に白馬大池まで引き返すべきだったと考えます。

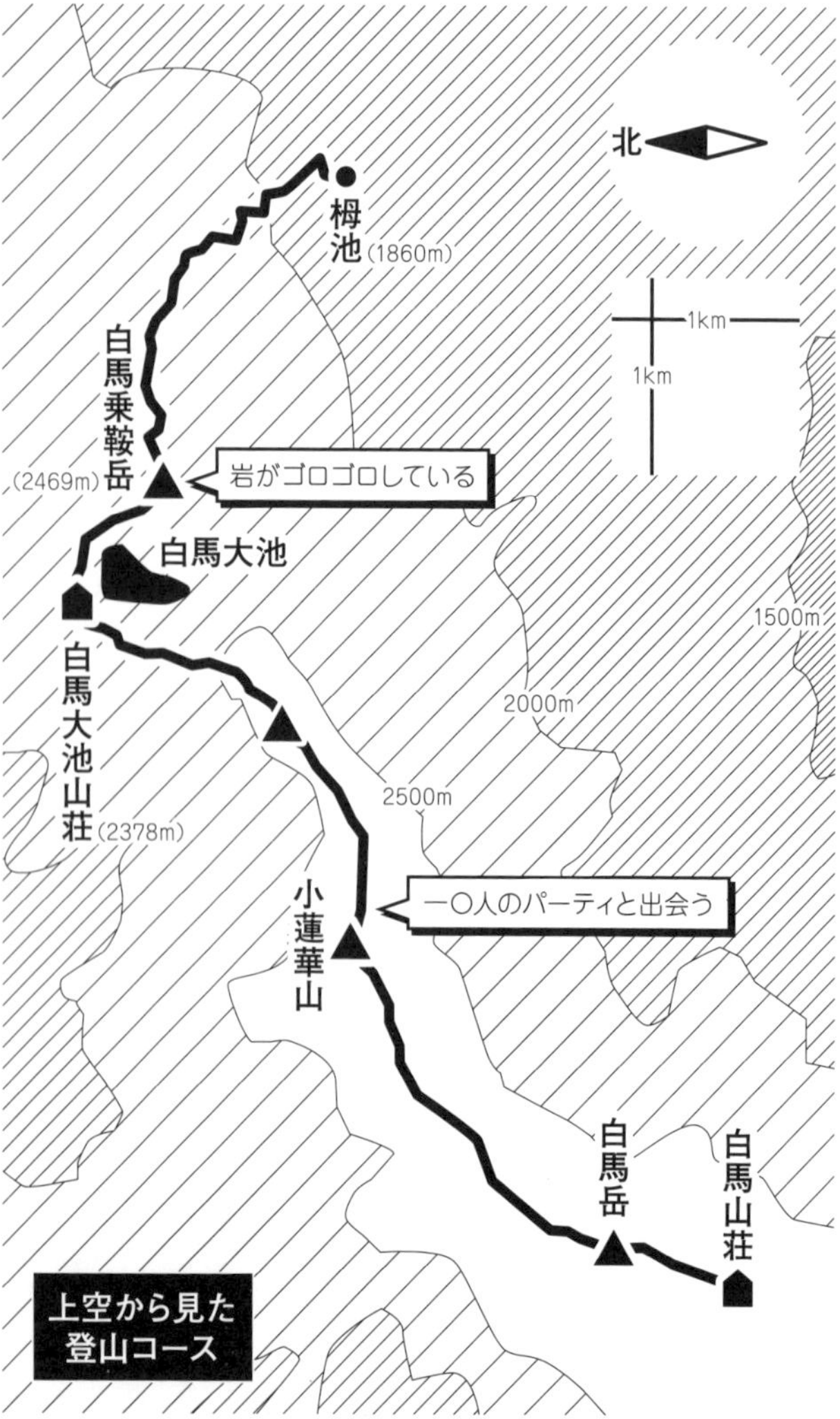
北
1km
1km
栂池
(1860m)
白馬乗鞍岳
(2469m)
岩がゴロゴロしている
白馬大池
白馬大池山荘
(2378m)
1500m
2000m
2500m
小蓮華山
一〇人のパーティと出会う
白馬岳
白馬山荘
上空から見た
登山コース

白馬乗鞍岳　二〇二一年一〇月二三日

白馬乗鞍岳は、栂池と白馬大池のあいだにあります（標高二四六九メートル）。警察によると二〇二一年一〇月二三日午前二時二〇分ころ、白馬乗鞍岳を単独で登山していた五七歳の男性から「寒さで身動きが取れない」などと救助要請がありました。降雪のためビバークしていたとのことですが、警察などが朝から捜索して倒れている男性を発見し、その後死亡が確認されました。発見された場所の付近には一メートルほどの雪が積もっていたとのことです。

私はこの遭難の一カ月ほど前の二〇二一年九月末に栂池から白馬大池を通って白馬岳に登っています。途中、白馬乗鞍岳を通過しました。山としては地味な山ですが、登山道には岩がゴロゴロしていています。しっかりした脚力があり岩から岩へとリズミカルに「飛んで」登り降りできる登山者は体力を消耗しないし時間のロスもありません。正直、当時七八歳という高齢登山者だった私はこの白馬乗鞍岳には閉口しました。肉体的にかなり消耗したのです。二〇一二年に遭難した六人のパーティはこの白馬乗鞍岳を通過していますが、通過にかなりの時間を要しており、相当消耗したのではないかと思われます。
詳しい情報がないので、あまり断定的なことは言えませんが、おそらく遭難者はかなり遅い時間に白馬乗鞍岳を通過したのではないでしょうか。一〇月も下旬になれば午後三時を過ぎれば気温は急速に低下します。ウエアリングが十分でなく、そのうえ疲労で歩くペースがかなり落ちていたら、体がつくる熱よりも失われる熱のほうがずっと多くなります。軽症の低体温症から重症の低体温症へと進むのにさほどの時間はかかりません。せめて、エマージェンシー・ブランケットをかぶってさえいれば、救命できたかとも思いますが……。

天狗岳　二〇二二年一月一七日

八ヶ岳連峰の天狗岳（標高二六四六メートル）の山頂付近で三人が遭難、女性一人が死亡しました。全員七〇歳以上の高齢者でした。唐沢鉱泉から入ったということです（それもおそらくかなり遅い時間に）。天狗岳への通常のコース、日程では、当日は黒百合ヒュッテに泊り、翌朝天狗岳に登頂し下山します。ところが、遭難の状況からするとどうも直接天狗岳を目指して登頂後に黒百合ヒュッテに泊る予定だったとしか考えられません。午後三時を過ぎると気温は急速に低下します。軽くマイナス一〇℃を下回っていたでしょう。そのうえ、天狗岳は強い風の吹く稜線上を歩かなければなりません。しっかりしたウエアリングがないと体から大量の熱が奪われます。さらに、登山による疲労、体温が少しずつ低下して軽度とはいえ低体温症におちいっていたら、歩くペースはどんどん落ちていきます。体の熱の出し入れがマイナスとなり、重症の低体温症までまっしぐらです。三人のうち一人だけが死亡し、ほかの二人が助かったのが奇蹟的だったといってもいいくらいです。はたしてエマージェンシー・ブランケットを使ったのかどうか？

私はこの遭難の起きる二週間ほど前の一月三日、高見石小屋から天狗岳直下の中山分岐まで登りそこから黒百合ヒュッテ、渋の湯に下山しています。朝、高見石小屋の入口にかけてある気温計はマイナス一二℃を示していました。ふもとの渋の湯に下山したのは午後二時でした。冬山では山頂には昼までに登頂、山小屋やふもとに着くのは遅くても午後三時というのが原則だと思います。

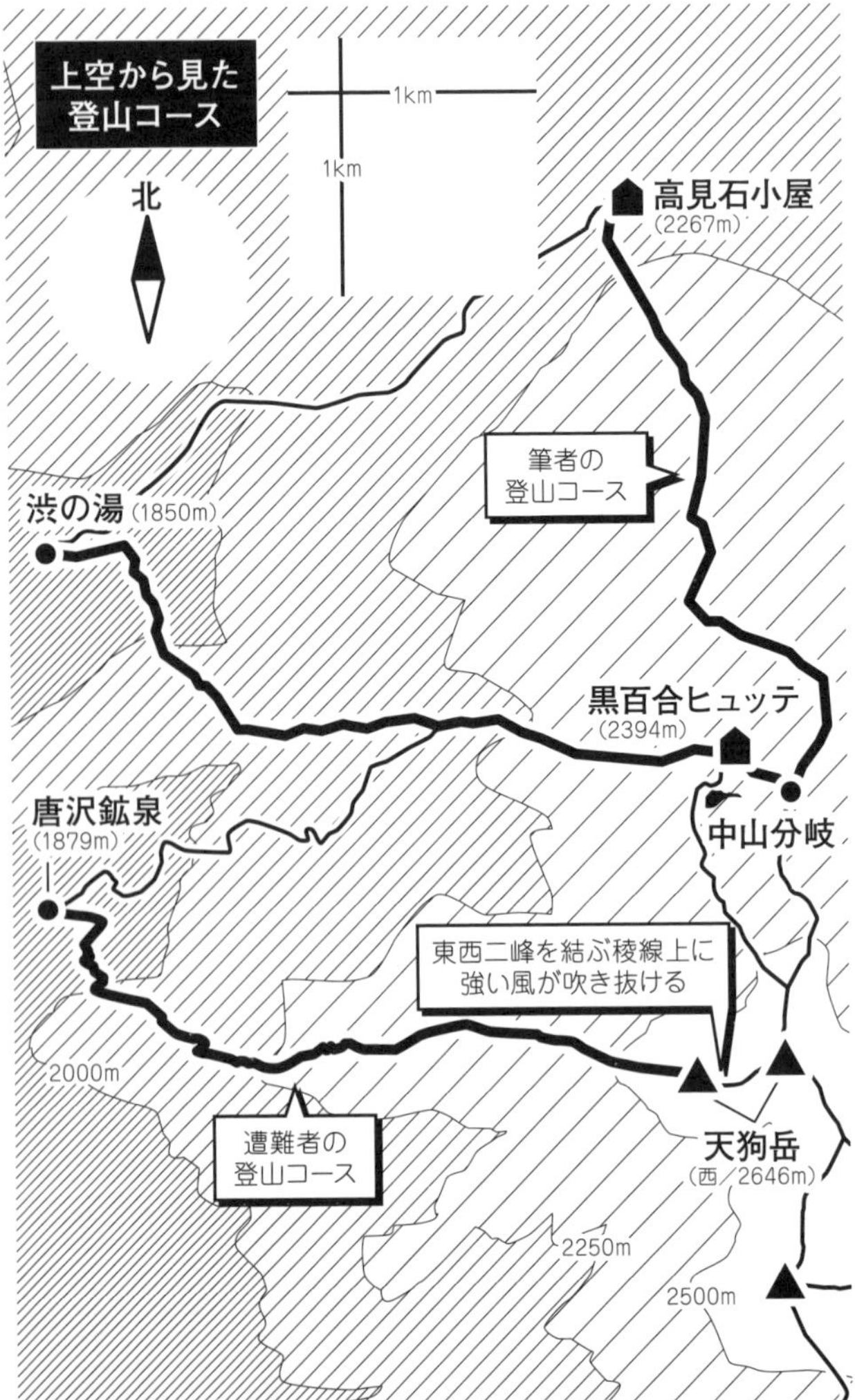
上空から見た
登山コース
1km
1km
北
高見石小屋
(2267m)
筆者の
登山コース
渋の湯 (1850m)
黒百合ヒュッテ
(2394m)
中山分岐
唐沢鉱泉
(1879m)
東西二峰を結ぶ稜線上に
強い風が吹き抜ける
2000m
天狗岳
(西／2646m)
遭難者の
登山コース
2250m
2500m

中国甘粛省でおこなわれた一〇〇キロマラソン　二〇二一年五月二二日

中国北西部の甘粛省でおこなわれた一〇〇キロマラソンで二一人ものランナーが低体温症で死亡しました。本書の冒頭で紹介した「フォー・インズ・ウオークの悲劇」を拡大して再現したような、それこそ惨劇でした。

このレースは今回で四回目だったそうです。標高二〇〇〇メートル前後のアップダウンのある高地を走るのです。コースには人里を離れ車の近づけないところもあったようです。事前の天気予報ではいくらかの風雨が予想されてはいたものの、実際に起きたひどい悪天候は予想されていませんでした。そのため、出場者の中には短パンとTシャツという軽装の人もいました。ところがスタートから三時間たって天候が急変しました。山岳地帯では強風が吹き、ひょうやはげしい雨がおそったのです。気温も急激に〇℃まで低下しました。スタート地点から三〇キロ付近を走っていた一部の選手とは連絡もとれなくなったのです。

結局、このレースに参加した一七二人の選手のうち二一人が低体温症のために死亡しました。二一人はコース上で意識がない状態で発見されましたが、結局死亡が確認されたのです。

一九六四年の「フォー・インズ・ウオークの悲劇」以来、低体温症の研究は急速に進みました。その成果を一言でまとめると、人の体温は体から失われる熱と体がつくりだす熱のバランスの上に成り立っている。失われる熱が体のつくりだす熱を上まわり続ければ体温は低下し低体温症におちいる、ということです。この原則は登山やトレイルランニングはもちろんですが、さまざまな状況でもあてはまります。今回の中国甘粛省でおこなわれた一〇〇キロマラソンでも、強風、ひょう、雨といった厳しい外部環境によって失われる熱に対してウエアリングがきわめて不十分なうえに、走ることによってつくりだす熱が失われる熱よりも圧倒的に少なかったということです。

このような状況を起こさないようにするには、参加者に上下のダウンのウエアやエマージェンシー・ブランケットを携行することを義務付けておくことが重要ですが、それよりも、気象予報をしっかりと検討して、大会を途中からでも中止できなかったのでしょうか。

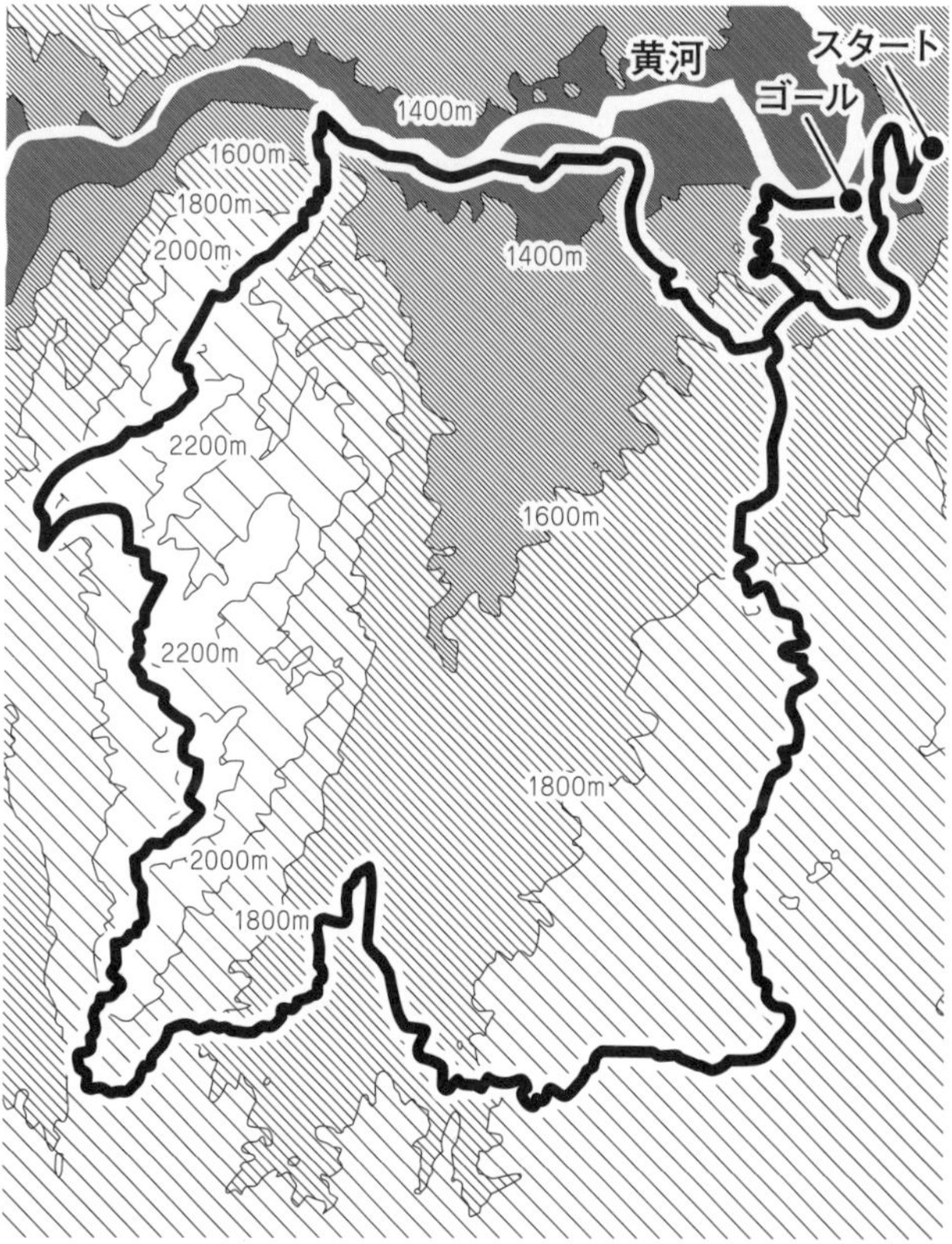
黄河
スタート
ゴール
1400m
1600m
1800m
2000m
1400m
2200m
1600m
2200m
1800m
2000m
1800m
北
4km
4km
上空から見た
マラソンコース

第七章　さまざまな状況で起きる低体温症

都会でも、あとで述べる屋内での低体温症はしばしば起きます。また、飲みすぎて地面に寝転がっていて低体温症になる方も多数います。最悪の場合、死に至りますが、必ずしも気温が〇℃近くまで下がっていなくても、二〇℃ぐらいでも起きるのです。地面に寝転がると、伝導によって熱がどんどん地面へと逃げていき体温が下がる危険が増します。さらに、雨が降り風が吹いていると蒸発と対流によって大量の熱が奪われ、重症の低体温症におちいる危険がさらに増します。

ただ、アルコールを大量に飲んでいると低体温症の重症度の判定がむずかしくなります。ですから、低体温症の患者を病院などに搬送するときには重症の低体温症の患者として扱い、きわめてていねいに取り扱うことが求められます。

それ以外にも気を付けなければいけないのが、野外コンサートや野球、サッカーなどのスポーツイベント、あるいは花火大会で多くの人たちが集まるときです。突然のゲリラ豪雨におそわれても雨宿りできる場所はありませんし、からだ中がずぶ濡れになる可能性があります。風も吹いていることでしょう。対流と蒸発で短時間のうちに低体温症になる危険があります。こんな時、傘があってもあまり役に立ちません。ふだんから、バッグの底にでもエマージェンシー・ブランケットを入れて持ち歩いていると、強力な助っ人になってくれると思います。防風・防水効果がありますし体から失われる放射熱を逆反射してくれます。そのうえウエアとブランケットのあいだに空気の層をつくってくれるので断熱効果もあります。

雪国で起きる低体温症

雪国では寒さのために、部屋の中にいても低体温症になるリスクがありますが、それ以外で注意が必要なのは雪下ろしです。屋根に上って雪下ろしをしているときは、当然、ヘルメットをかぶり命綱を着けて転落に備えます。命綱を付けていないと屋根から転落して、家の周りの深い雪の中に落ちる危険があります。また、家の周りで除雪などの作業をしていたりして、屋根からどさっと落ちてくる雪に埋もれてしまうリスクにも注意が必要です。大量の雪に埋もれてしまうと、もがいても脱出するのはきわめて困難です。骨折などのけがをするリスクも高いのですが、低体温症のリスクもあるのです。

これまで、このように雪に一瞬のうちに埋もれてしまって亡くなった方の死因は窒息死だとされてきました。ただ、亡くなった方の剖検例が一例もないので、窒息死もあくまで推測でしかありません。私は低体温症になって亡くなった方もかなりいるのではないかと考えています。雪に埋もれると伝導、蒸発などによって体温がうばわれ、短時間のうちに低体温症に、しかも重症、最重症の低体温症にまでおちいり、発見時の体温が二八℃を下回る可能性があります。重症の低体温症になると意識が遠のいてこん睡状態になってしまうのです。こんな時、家族は大騒ぎ、警察、消防にも連絡して皆で手分けして探しますが、意外と自宅の軒下の雪の下が盲点になり勝ちです。それでも、軒下を除雪して発見されるのですが、ここからがきわめて重要です。

発見されたとき、意識が無く体は硬直し、一見死亡しているように見えることが多いのです。しかし、体温がたとえ二八℃を大きく下回っていて心肺停止状態であったとしても軽率に死亡していると判断してはいけません。救命できる可能性が十分あることを忘れてはいけないのです。遭難者の体温が二二℃まで落ちていたにもかかわらず助かった、六甲山での遭難事例を紹介しましたが、もう一度思い出してください。

車のトラブルで起きる低体温症

大雪の中、車を運転していて雪に突っ込んで動けなくなったり、エンジントラブルで車が動かなくなる、あるいは、吹雪で走行が不可能になる。そのようなときに、数百メートルも歩けば、安全な避難場所、あるいは自宅があるから大丈夫と判断して車から外に出て歩き出したために低体温症で死亡する事故が多発しています。

思い出されるのは、二〇一三年三月二日、北海道をおそった暴風雪です。この暴風雪で八人の方が亡くなりました。

湧別町では雪にはまって動けなくなった車を捨てて歩きだした五三歳の父親と九歳の娘さんが、数百メートル先の倉庫の入口と積もった雪のすき間で倒れているのを発見されました。父親は低体温症で死亡しましたが、父親が必死で抱きかかえていたおかげで幸い娘さんは助かりました。

中標津町では一家四人が乗った車が豪雪のために動けなくなり、数時間後に知人が現場に到着したときには一酸化炭素中毒で心肺停止の状態でした。

そのほか、中標津町で一人、網走市で一人、富良野市で一人の計三人が雪に埋もれた車から降りて倒れているところをそれぞれ発見され、死亡が確認されました。低体温症での死亡と考えられました。

翌年、二〇一四年二月一四日から一五日にかけて山梨県は記録的な豪雪に見舞われ、積雪量は一メートルを越えました。そんななかで、二月一六日に河口湖町で倒れている女性が発見され、救急車で病院に運ばれましたが、低体温症による死亡と確認されました。車で帰宅中、車が立ち往生したため車外に出て、徒歩で帰宅中に倒れたのです。

それ以外にも、豪雪では道路の大渋滞がしばしば起きています。ときには五〇時間以上にも及ぶ大渋滞もありました。このような事態にも備えておく必要あります。

とにかく、まず強調しなければならないのは、豪雪や吹雪などで車が走行できないときには絶対に車の外に出てはいけません。

車の外にでると風による対流によって体温が急速に奪われます。さらに、ダウンなどは濡れると保温力が急速に低下しますので、体温がやはり急速に奪われます。一時間もしないで重症の低体温症になり、死亡するリスクがきわめて高いのです。

あらためて、念のために付け加えておきますが、凍死という言葉はいけません。凍えるような寒さのなかで死んでしまうといった意味なのかもしれませんが、低体温症と表現すべきです。二一世紀に入って、ようやくテレビや新聞などでも低体温症という言葉が使われるようにはなっていますが……。二〇〇六年に神戸の六甲山できわめて重症の低体温症におちいった方が救助救命されたことはすでに述べましたが、その人の体温は発見時、二二℃で、これは助かった例としてはきわめて低い体温ですが、体が凍って死ぬわけでは決して無いのです。

一方、車内にとどまっていれば、まず、風は当然まったくありませんから、対流で熱は体からほとんど奪われません。伝導による熱の喪失も少ないでしょう。濡れることもありませんから、濡れることでおきる蒸発による熱の喪失もありません。あるのは、呼吸と発汗による蒸発での熱の喪失と周囲の温度が低いことによる放射での熱の喪失です。

車内の温度を保つためにエンジンをかけたままにしておくと、マフラーが雪に埋もれて、空気よりも少し軽い一酸化炭素が室内に流れこみ中毒死する危険があります。

したがって、基本的にはエンジンは止めておくべきです。よほど室内の温度が低下したときには、車内に人が数人いてスコップなどが車内ある場合にかぎり、しっかり車のマフラーのまわりを除雪してから、エンジンを三〇分から一時間程度かけるのにとどめるべきです。そのときも車の窓はわずかでも開けておくべきでしょう。無臭の一酸化炭素による中毒死はとてもこわいので、よほどしっかりマフラーのまわりの雪を除けないかぎりはエンジンはかけるべきではありません。しっかりした服装さえしていれば、エンジンをかけないで車内に二四時間から四八時間とどまっていても、重症の低体温症になり死亡する可能性はほぼありません。低体温症になる可能性はありますが、それによって命を落とすこともありませんし、凍傷になることもないのです。車内にとどまっているかぎり、四八時間以内、最悪でも七二時間以内には発見、救助されます。吹雪の中を車外に出て歩くよりははるかに安全です。

ただ、低体温症にはだれもおちいりたくはありません。そのためにはどうすればよいか考えてみましょう。

まずは、ふだんから最低限の食べ物と水が車内にあるようにしておきましょう。置いておくのもよいのですが、車に乗るたびに持ち込んでもいいと思います。市販のバランス栄養食やポットのお湯などでいいと思います。カロリーが取れなければ、熱をつくりだすことはできませんし、水は体にとってなくてはならないものですから。

その上で、まずはウエアです。冬では、乗車の際しっかりした防寒具を車に入れましょう。車内が暖房で温かいために、ついつい軽装のままで防寒具を持たないで車に乗ってしまいがちですが、いざというときには大変なことになります。毛布一枚、できれば使い古しのダウンジャケットを二枚ぐらい後部座席にふだんから置いてあれば安心です。それにエマージェンシー・ブランケットを助手席のボックスに四個ぐらい入れておくとよいでしょう。使い捨てのカイロも一袋入れておくとよいと思います。車内用簡易トイレも入れておくといざというとき役立ちますし、渋滞に巻き込まれたときも安心です。

ダウンジャケットを着たうえで毛布をかぶっていれば熱の喪失はかなり防げます。そのうえで、エマージェンシー・ブランケットをかぶっていれば放射による熱の喪失をさらに防ぐことができます。ただ、エマージェンシー・ブランケットは汗による水蒸気が抜けるのをブロックしてしまうので定期的に脱ぐのがよいでしょう。かぶっている時間と脱いでいる時間が半分半分ぐらいがいいのではないでしょうか。

さらに、同乗者がいる場合には、可能ならばおたがいにしっかりだきあっているか、せめて背中どうしをぴったりつけあっているのが良いのです。そうすることによって体表面積が減り、失う熱が減ります。

そして、ときどきその場足踏みをしたり上半身を動かしたりして「運動」することも大切です。筋肉を動かさなければ体でしっかり熱をつくることはできませんから。そして熱をつくりだすもとになる食事をしっかりとることです。熱いお湯でカップ麺でも食べられれば最高ですが、ぜいたくは言えません。バランス栄養食でもお菓子でも何でもかまいません。少しでもカロリーを取ることが大切です。

こうして過ごしていれば、吹雪の中、車中で一晩すごさざるを得なくなっても、死亡するリスクはほぼ無くなります。ただ、楽しい夜を過ごせるかどうかはわかりませんが……歌でも歌って気分を盛り上げるのもいいことだと思います。

ただ、実際問題として、着ているウエアが軽装で車内にはブランケットなどもない、食べるものも飲むものも何もない、そういう状況の中で吹雪に巻き込まれて車が立ち往生することも十分あり得ます。そのようなときも、決して車外に出てはいけません。車内にとどまるかぎり、必ず救出されて決して命を落とすようなことにはなりません。

車内では風は吹きませんし、座っているシートも地面に座っているときよりもずっと伝導による熱の喪失は少ないのです。

屋内で起きる低体温症

低体温症と聞くと、ほとんどの人は山での遭難を思い浮かべるでしょう。ところが実際はちがうのです。山での遭難以外にも雪国や都会で起きる低体温症、車にからんだ低体温症についてはすでに述べましたが、おどろいたことに一番多いのは家屋内で起きる低体温症なのです。

この国では毎年、一〇〇〇人ほどの人が低体温症で死亡しています。日本救急医学会が二〇一八年一〇月から二〇一九年二月、二〇一九年一〇月から二〇二〇年二月におこなった全国調査では、低体温症で搬送された一一九四人のうちの実に七三・四パーセントが屋内で発症していたのです（参考文献4）。

これらの屋内での低体温症の患者の多くはさまざまな病気をかかえる高齢者が占め

ています。

たとえば、自分では歩くことができない七四歳の男性の例を紹介しましょう。最高気温が八℃の日に自宅の玄関で倒れているのをヘルパーに発見され救急入院しました。室温は不明です。入院時、こん睡状態で深部体温は二六℃、最重症の低体温症で死亡しているように見えたとのことです。入院直後に心室細動となり除細動を行うも不成功。この時点で体外循環を導入して復温を計り、六時間後には深部体温が三五℃までもどり、除細動を再度試みたところ正常の心臓のリズムが回復しました。神経学的な後遺症も残さずにすんだのです。自宅でおきた体温二八℃以下の最重症の低体温症で救命に成功した稀有な例になります。（参考文献2）

室温の低下がなぜ起きるのか、これはなかなかむずかしい問題ですが、屋内での低体温症による死亡者の数は一九九〇年代から徐々に増加しています。低体温症におちいりやすい高齢者の人口増加もその一因かもしれませんが、日本社会で貧困者層の占める割合が年々増えていることも重要な要因なのではないかと思います。

家の中で低体温症にならない、最悪、低体温症で死亡するようなことを避けるには、まず部屋の暖房が重要です。高齢者はこれぐらいの寒さなら我慢できると暖房を節約する人が多いと言われることがありますが、ほんとうのところはわかりません。ただ言えることは、その程度のことではまず低体温症にはならないことです。

世界保健機関（WHO）は、寒い季節の室温を一八℃以上にすることを推奨しています。（参考文献5）

たしかに、快適で健康な生活をおくるには、その程度の室温が必要なのでしょう。ただ、低体温症になるのだけは避けたいということになれば、起きて過ごしているときの室温が一〇℃以下になるのだけは絶対に避けなければなりません。一日の多くをベッドやお布団の上ですごす人たち、特に高齢者の場合は、できれば室温を一五℃以上には保ちたいものです。暖房費を極力下げたい、あるいは、電気やガスの供給を止められた、そんな場合でも、たとえば毛布を使うとかの工夫をして何とかしのいでもらいたいと思います。

ウエアに関しては、できれば断熱性の高いダウンやフリースを着用したいものです。毛布やダウン、フリースといったウエアもいざ購入するとなるとそれなりのお金がかかってしまいます。地域のコミュニティやボランティアが、使わなくなった家庭からこれらのものを集め、無料で配布するようなしくみがあればいいとは思うのですが…

体から失われる熱を減らすだけでは、低体温症は防げません。熱をつくりだすには体を動かさなければなりませんが、体を動かすには一定量のカロリーのある食事をとらなければならないのです。食事の提供も地域のコミュニティやボランティアのかかわりが必要なのではないでしょうか。

著者は一九八八年アメリカ合衆国ニューヨークに一年間留学しましたが、そのときのニューヨークにはホームレスが約九万人いました。冬季になると連日、市民病院の救急外来には低体温症になったホームレスの人たちが次つぎに担ぎ込まれていたのです。かれらは、結核やエイズ、そのほかの慢性疾患にかかっている人も多く、また、栄養状態も悪いのに屋外の寒気の厳しい環境で過ごさなければならないので、低体温症におちいりやすいのです。

このところの日本における屋内での低体温症患者の増加は、なにか一九八八年当時のニューヨークを思い出させました。

災害時に起きる低体温症

災害といえば大地震や津波、台風や洪水、高潮、竜巻、さらには火山の噴火などが頭に浮かびます。これらの災害によって人は大けがをしたり最悪死亡することもあり得ます。災害が起きると人々はさまざまな身体的、精神的ダメージを受けますが、受けるのは直接的なけがや精神的ダメージだけではありません。

そのひとつが低体温症です。低体温症は大地震、津波や洪水などで何とか死ぬのをまぬがれた人たちに高頻度で起きます。二〇一一年三月一一日に起きた東日本大震災の大津波でも、正式の報告はありませんが、津波で流されるのをまぬがれて壊れた家屋やがれきの中で腰まで海水に浸かりながら耐え抜いてなんとか死をまぬがれた人はほぼ全員低体温症におちいっていたと推定されます。命を落とした人も多数おられたでしょう。

洪水でも同じことが言えます。洪水で流されて、必死に岸にたどりついて陸にまでやっとのことで上がれたとしても、そこで力が尽きて倒れていたとしたら、体温はどんどん低下し低体温症になります。そのまま救助が無ければ、最悪、死にまで至るリスクが高いのです。

地震や洪水などの災害は真夏に起きるとはかぎりません。実際、阪神淡路大震災は一月一七日、東日本大震災は三月一一日、令和六年能登半島地震は一月一日に起きています。東日本大震災では、東北地方の沿岸部では最低気温がのきなみ〇℃を下回っていましたし、阪神・淡路大震災では神戸の最低気温は一・四℃でした。能登半島地震でも、輪島市の気温は一月上旬のほとんどで一日の最低気温が〇℃前後でした。ただ残念なことに阪神淡路大震災での低体温症に関するデータはまったくといっていいほどありません。

二〇二一年、一二月二一日に内閣府の中央防災会議の作業部会が日本海溝と千島海溝沿いの巨大地震（それぞれマグニチュード九・一、九・三）の被害想定を発表しました。死者数は最悪の場合二〇万人近くに上るとのことですが、その中で津波から難を逃れた後に長時間寒冷環境にさらされることで低体温症での死亡リスクが高まることを初めて強調しています。大地震が冬の深夜に起きた場合、低体温症の要対処者数は、日本海溝と千島海溝沿いの巨大地震でそれぞれ約四万二千人、約二万二千人と想定しているのです。（参考文献6）

こういった状況では、半壊の自宅にとどまるのはよほどの事情がないかぎりは断念すべきでしょう。すべてのインフラは使えなくなっていますし、風も（時には雨も）吹き込んできます。低体温症になる条件がそろっているのです。

避難所も半壊の自宅にくらべればましだとは言えますが、低体温症におちいるさまざまな条件がそろっている点では同じです。最悪、重症の低体温症になり死亡する可能性さえあります。

日本の避難所は体育館や学校の講堂、コミュニティーセンターが使われることが多く、だだっ広い空間です。そこに電気もガスも供給が止まっていて、灯油ストーブが数台置かれているような、考えるだけでも寒々しい光景です。暖気は上昇しますから、灯油ストーブ数台では体育館などの避難所の室温はなかなか上がってくれません。最近、避難所ではプライバシーの保護などから間仕切り（パーティション）が普及してきました。ただ、残念ながら低体温症を防ぐ観点から設計された間仕切り（パーティション）はまだほとんど普及していません。段ボールでつくられたパーティションは体温の低下を防ぐうえで有効です。

体育館のような広々とした環境では放射による熱の喪失が最も重要です。冷え切った体育館の天井や遠くの壁に向かって体から放射熱が大量に放出され、熱が失われます。放射熱は距離の二乗に反比例して減衰しますから、体育館の天井や壁はなかなか温まりません。そのために体から放射熱が大量に放出し続け、低体温症におちいるリスクが高くなります。

ここで体育館内に段ボールでできたパーティションが設けられていると、どのように環境が変わるか見てみましょう。

パーティション内の人とパーティションの壁との距離はせいぜい二メートルですので、体から出る放射熱はパーティションの壁に達したときには四分の一に減少します。一方、体育館の壁は約十メートルほどもあります。体から出る放射熱は百分の一まで減少します。パーティショ

段ボールでできたパーティションの例

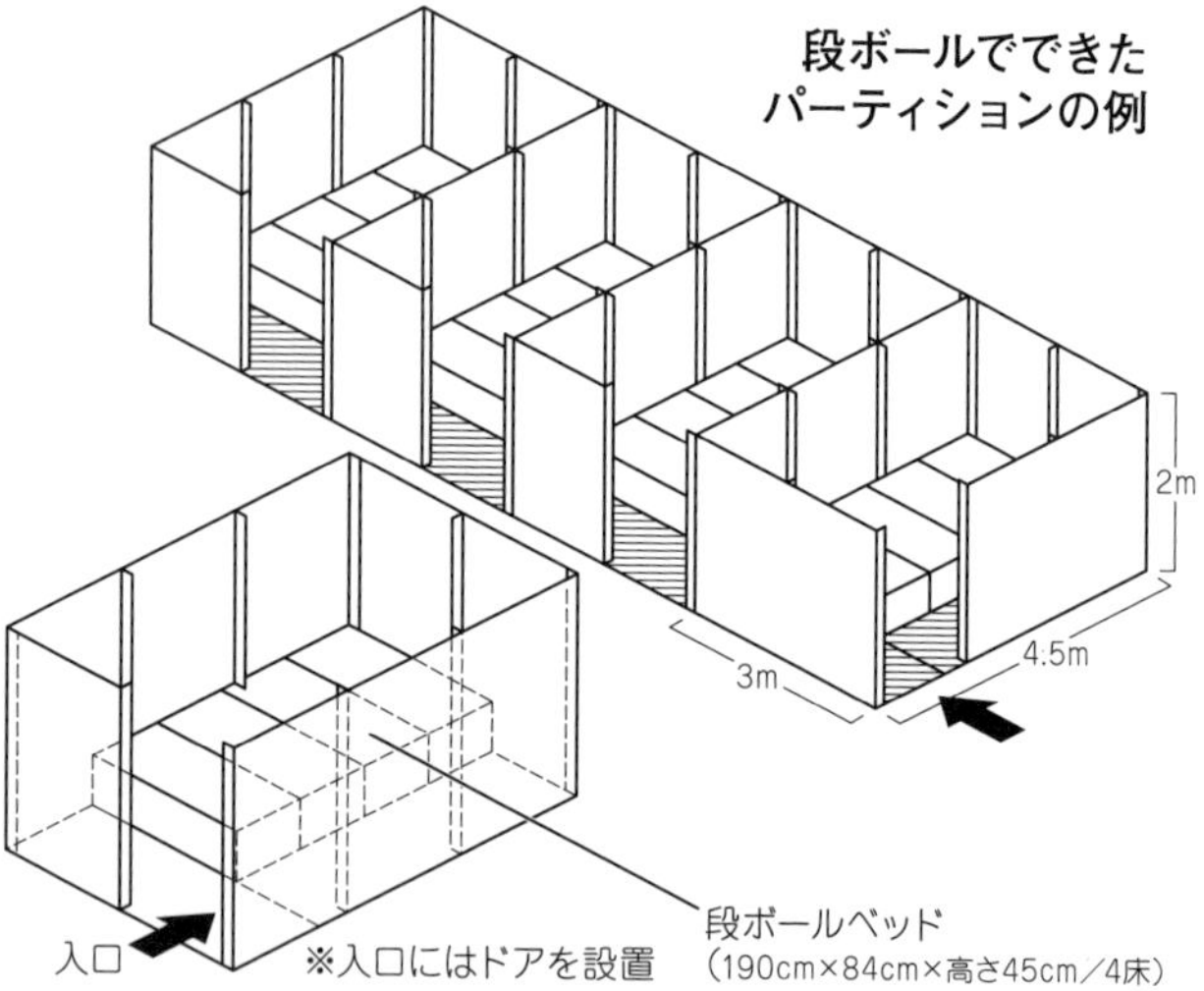

ンの壁は体育館の遠い壁より温まりやすく、パーティションの中に入れば、放射による熱の喪失は減少していくことになります。この間仕切りに天井があると間仕切り内の「室温」を上げるのにさらに有効だと思うのですが、採光などの問題もあり今後の検討を待たねばなりません。

避難所ではどうしてもじっと座ったままでいざるをえず、体を動かす機会が少なくなりがちです。また、トイレが避難所の外にある、トイレが混んでいて飲む水の量を自分で制限するためにおきる体の水分量の不足、つまり脱水におちいりやすいのです。そのため、脚にできた血栓が肺の血管をつまらせることによって肺塞栓が起きるリスクも高いのです。

この肺塞栓症は、しばしばエコノミークラス症候群などと呼ばれますが、なにも飛行機のエコノミークラスに乗った人だけで起きるわけでもありませんし、そろそろきちんと肺塞栓症と呼んだ方が良いのではないかと著者は考えています。ただ、いずれにしても避難所の環境は劣悪です。この過酷な環境で避難してきた人たち、特に赤ちゃんも含めた子どもたち、多数の高齢者たちを低体温症から守らなければなりません。それにはどうすればよいでしょうか。

まずは、全身びしょ濡れの人たちは濡れているウエアを着替える必要があります。すでに意識がもうろうとするなど、重症の低体温症が疑われる場合には、本人に着替えさせるのではなくてはさみなどで濡れたウエアを切り裂いて除いたうえで、そっと体を拭き乾いたウエアに着替えさせます。本人はほとんど体を動かさしてはいけません。このような重症の低体温症が強く疑われる状況では、ヘリコプターなどでの病院への搬送が必要です。

ふだんだと、軽症の低体温症の患者ならば、どこでも室内の温度が一定のレベルに保たれているところに収容することができれば、体温は少しずつ上昇し、低体温症を脱することができます。ところが、避難所は雨などからは守られていますが、室温は低いままです。このような状況では軽症の低体温症であっても体温を正常に戻すのはほぼ不可能です。災害で避難所が多数の体を濡らした低体温症であふれかえるような状態のときには、たとえ軽症の低体温症の患者であってもヘリコプターで災害地の外の病院などへ搬送することも考えなくてはいけません。

ここからは、とりあえず体が濡れるなどの緊急的な処置の必要のない避難者についての話です。

床に直接座っていると伝導によって熱がどんどん奪われます。これを防ぐには断熱性の高いマットを床に敷くのがベストですが、無ければ段ボールを数枚重ねて（なければ一枚でも）、その上に座ると伝導による床からの熱の喪失は相当減らすことができます。段ボールは波々になっているところに空気の層ができているために断熱性が高いのです。災害時用の組み立て式の段ボールベッドもかなり普及するようになってきていますが、その断熱性の高さなどから評価は高いようです。

災害時、とりわけ寒冷時に避難所を開設、運営するにあたっては前もってマニュアルを作成しておく必要があります。また、円滑に避難所を開設、運営するためには、訓練や演習を経験しておかなければなりません。日本赤十字北海道看護大学では長年、厳冬期にこのような演習・訓練を毎年実施していますが、大いに参考になります。（参考文献7〜8）

私は、一九九五年の阪神淡路大震災における劣悪な避難所を見て、ずっと考えてきましたが、少なくとも災害発生後の一カ月ほどの急性期に災害地にそれなりの環境の整った避難所を設けるのはほぼ不可能ではないかと考えています。二〇一一年の東日本大震災などでの経験はその考えはより一層強くなりました。

それではどうすればよいのでしょうか？　私は機会があるごとにお話していますが、災害地から少し離れたところ、例えば阪神淡路大震災では大阪や岡山などの周辺県は災害とは全くといっていいほど無縁な状況にありました。自衛隊や消防などのヘリコプターなどの機動力を使えば、きびしい環境に耐えるのがむずかしい高齢者や小さな子供を抱えた家族などは災害地外への搬送が可能です。（参考文献9）

そうすれば、避難所はどうしても現地にとどまる必要のある人たちだけに限定することができ、規模も縮小できますし、避難所の環境を改善するのも可能になります。今後のしっかりとした、議論、検討が必要だと考えます。（参考文献10）

とにかく、いまのような避難所の劣悪な環境を改善するにはしっかりとした避難所の基準を設ける必要がありますが、その基準の参考になるのが国際赤十字などがつくったスフィア基準です。（参考文献11）

このスフィア基準によると一人当たりの居住空間は最低限、三・五平方メートル。トイレも最低限二十人に一つの割合（男女の割合は一：三とまで規定！）と決めています。

日本の避難所もこれくらいの基準を満たすべきではないでしょうか。

第八章　水につかったさいの低体温症

海や川、湖などではさまざまなレクリエーションがおこなわれています。泳いだり潜ったり、ヨットやウインドサーフィンやモーターボートなどの楽しい遊びもあります。また、漁業などでの水へのかかわりも重要です。

その一方で、人は水に入ると重大なリスクにさらされます。水に落ちて短時間のうちに溺れるリスクと、長時間水につかったために起きる低体温症のリスクです。

まず、突然水の中に落ちたり、深みにはまったり、渦に巻き込まれたときのことを考えてみましょう。このようなときに人はパニックに襲われ一回から数回大きくあえぎ、それから過換気になります。その間、頭部は水の中ですから息を吸えず、空気の代わりに水を気道から肺へと吸いこんでしまい、溺れてしまうのです。水中から泳いで水面に浮き上がろうとしても、その前に少なくとも数回は気道に水を吸い込んでしまうため、うまく水面に浮いているのがむずかしくなります。

当然のことながら、スポーツでプールなどに飛び込んでもあえいだり過換気状態になることはありません。

ライフジャケット（救命胴衣、personal flotation device PFD）を着けていれば、常に水面に浮いていることができるので溺れないですみます。

つまり、水にかかわる仕事や川や海、湖などでのレクリエーションではライフジャケットを着用していることが、溺れて最悪の場合命を失わないための第一歩なのです。

ライフジャケットがない、あるいは突然のことでライフジャケットを着ける時間がないときには、たとえば、空のペットボトルをいくつかウエアの下に入れておけば、空《から》のペットボトルの浮力とウエアと体のあいだの空間に残る空気による浮力とで、少なくともしばらくのあいだはライフジャケットを着けているときのように浮いていることができます。

ただ、ここで水の持つ特性を思い出してください。

まず、水は熱の伝導率が空気よりも二五倍以上高いのです。つまり、水は空気の二五倍以上のスピードで伝導によって体から熱をうばいます。また、水は比熱が非常に大きいので、空気中より水につかっているときのほうが、対流による熱の喪失はずっと大きいのです。陸上では、しっかりしたスピードで歩くことによってつくられる熱は対流や蒸発などによって体から失われる熱を上回ることができます。ところが、水中では泳ぐことで生じた対流によって失われる熱は、泳ぐことでつくられる熱よりもはるかに大きいのです。水中に落ちた人間は体を動かさずにじっとしているほうが、熱を失う速度が遅いことになります。泳がなくても川の流れや潮の流れによって生じる対流と伝導によって、体からは熱が奪われていきます。

水につかると皮膚の温度は水温と同じレベルにまで五分程度の短時間のうちに低下しますが、深部温度は水につかって一五分から二〇分たたないと低下し始めません。それにもかかわらず、水につかって一〇分ほどたつと震えがひどくなります。そのため、深部温度がまだ低下していないにもかかわらず、皮膚温度の低下と震えによって遭難者は絶望的な気分になるのです。

一五分から二〇分たって低下し始めた深部温度は、そのまま水の中につかり続けているとどんどん低下していきます。下の表に異なる水温の水の中に薄着の成人が静かにつかっているさいの深部温度の平均冷却率を示しました。

一五℃の水温だと約三時間、一〇℃だと約二時間で重症の低

異なる温度の冷水の中に、薄着の成人が静かにつかっている際の、深部温度の平均冷却率

参考文献12より

水温（℃）	20	15	10	5	0
冷却率（℃／時間）	0.5	1.5	2.5	4.0	6.0

体温症におちいることになります。ただ、○℃の、それこそ凍るような水温でも一時間近くたたないと重症の低体温症にはならないのです。ところが北の海で働く漁船員の多くは海に転落するとアッというまに重症の低体温症におちいり死亡すると思い込んでいます。

このように思い込んでいると、せっかくつかまっていた浮いている木材から手を放したり、熱の喪失を最小限にする姿勢をとらなかったり、不用意に水の中でもがいたり体を動かしたりしがちです。そのような意味からも、「助かるチャンスはまだまだあるのだ」と前向きに考えることが大切です。

ライフジャケットを着けていれば、溺れて死亡することはありません。しかし、ライフジャケットを着けていたとしても重症の低体温症になると意識のレベルは低下しこん睡状態になります。ときにはほとんど死亡しているように見えることもあります。

このような死の一歩手前の低体温症におちいっている人を最初から死亡していると判断してはいけないのは、陸上の場合と同じです。ていねいに遭難者を水から引き上げてそっと担架に移します。毛布などをかけて、さらに深部温度が低下するのを防ぎ、可能なかぎりヘリコプターで病院に運びます。復温するまで死亡していると考えてはいけないのも陸上の場合と同じです。

水温が五℃といった極めて低い温度で救助された遭難者は、たとえ心肺停止状態だったとしてもあきらめてはいけません。体外循環を含めたすべての治療を全力で行うと助かる確率が上がるのです。低温状態におかれた脳は代謝に必要な酸素需要が極端に低下するため、復温し除細動に成功すれば、脳に障害を残さずに救命できる可能性が残っているからです。

世界中で、冷水につかったにもかかわらず救命された遭難者の体温（深部温度）のなかで一三・七℃が最も低い温度です。この遭難者はバックカントリースキーをしていて滝の上から転落、岩と氷のあいだに挟まれ、冷水の中で身動きができなくなってしまったのです。救出までに一時間以上かかり極度の低体温症におちいりましたが、神経的な後遺症をほとんど残すことなく社会復帰することができました。（参考文献17）

生存時間を伸ばす方法

突然水の中に落ちたり渦に巻き込まれるとライフジャケットを着けていないかぎり、溺れる可能性が非常に高くなります。何とか水面に浮上できたとしても、岸が数メートルといったすぐ目の前にあるよほどの好条件で無いかぎり、泳いではいけません。泳ぐと低体温症におちいるリスクが高くなるためです。海などで遠泳ができるのは入り江などのおだやかな海で泳ぐか、体にしっかり脂肪を付けたよほどの訓練を積んだごく一部の人たちだけです。すぐ近くに材木とかなにか浮いているものや転覆している舟があれば、そこまでは泳いでいってなんとかつかまり、じっとしていることができます。ところが、そのようなものがないとライフジャケットを着けていなければ、水面に浮いているためには足をたえず動かし続ける立ち泳ぎなどをしなければなりません。このような立ち泳ぎだけでも対流によって体が冷えるスピードはライフジャケットを着けている人よりも早くなってしまいます。ですから、ライフジャケットを着けていることが、助かるための重要なポイントなのです。

体温の低下するスピードを減らすには、まず、乗っている船がまもなく沈むといった、水の中に入らざるを得ないことがあらかじめわかっている場合には、水に入る前に身に着けることのできるあらゆるウエアを身に着けるべきです。袖口はきちんと閉め、オーバーコートはひもがあれば腰のところで閉めておきます。水の中では着ているウエアにも水が入り込んできますが、それでも着ているウエアとウエアのあいだの水は体を取り囲んでいる水との行き来が少ないので対流による熱の喪失を減らすことができます。靴も脱がずにそのまま水に入ります。足は皮下脂肪が少ないため、素足で水の中に入ると伝導と対流によって熱が奪われていきます。靴を履いていると伝導と対流による熱の喪失を減らすことができるのです。水の中では、泳がないかぎり靴が重く感じることはありません。

ライフジャケットは当然着けますが、ライフジャケットが無いときには、空のペットボトルを下着の下にできれば数個入れることです。先に述べたように空のペットボトルの浮力とペットボトルの周囲にできた空間にたまった空気によってかなりの浮力ができます。

釣り船に乗っているのなら、釣った魚を入れるクーラーボックスを空《から》にしてからしっかりかかえて水に入ることです。そのさい、ふたはしっかりひもでしばっておくこと、クーラーボックスと自分の体をロープなどでつないでおくことが大切です。

でも突然、水の中に落ちたり、深みにはまったり、渦に巻き込まれたときはどうすればよいのでしょうか？　当然水に入る前の準備は何もできません。ライフジャケットを着けていなければ、たちまちのうちに水を気道にのみこみ、溺れてしまうリスクがとても高くなります。

そういうわけで、これから述べることは、ライフジャケットを着けていることが前提になります。

体表面積を減らせばすでに述べた通り失われる熱の量は減ります。それではどうやって、体表面積を減らすことができるのでしょうか？　ライフジャケットを両手でしっかりつかみ、両脚をできるかぎりライフジャケットへぴったり近づけます。つまり、平たく言えば、できるかぎり丸くなるのです。このような姿

冷水に直接触れる体表面積を減らす方法

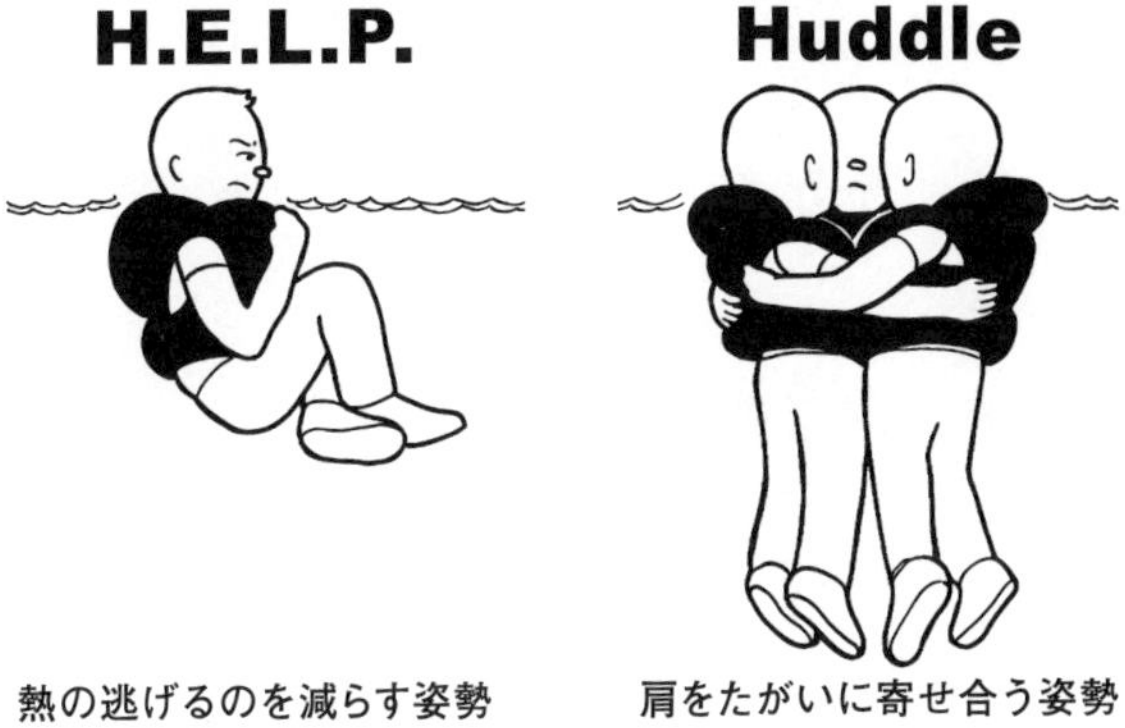

熱の逃げるのを減らす姿勢　　肩をたがいに寄せ合う姿勢

勢は「熱の喪失を減らす姿勢」〝Heat Escape Lessening Posture〟HELPと呼ばれています。仲間が何人かいるときはできるだけ肩と脚を寄せ合っていると、やはり熱の喪失を減らすことができます。Huddleといいます。

さらに、近くに丸太やボード、あるいは転覆したボートがあれば、何とかしがみついて、せめて上半身だけでも水から抜け出ることができれば、失われる熱の量はずっと少なくなります。ただ、水面から上半身を出していると、水中にいるときよりもかえってずっと寒く感じます。それでも、深部温度の低下するスピードは水中にいるよりも遅いのです。

海や川で流されたライフジャケットを着けた漂流者を迅速に発見するには

二〇二二年四月二三日、北海道の知床半島で観光船が沈没し、乗客二四人、乗員二人の計二六人全員が死亡・行方不明になりました。全員ライフジャケットを着けていたとのことですが、海は荒れていて大きな白波が立っている状況で、航空機や船舶による懸命の捜索でも発見するのがむずかしかったのです。ライフジャケットを着けている以上水面に浮いているのは間違いないのですが、広い海のこと、その漂流している位置を特定するのは至難の業です。一一六ページの表を見てください。事故当時の海水温は二℃から三℃だったということですから、数時間のうちに深部体温が二八℃以下の最重症の低体温症におちいってしまいます。

観光船など乗船者がそれほど多くない場合、短時間のうちに海面を漂流している人たちを救出する一番確実な方法は乗船のときに一人ひとりにＧＰＳ装置を渡し、下船の際回収するシステムです。ＧＰＳ装置は価格が安くなっていますしコンパクトなものもあります。観光船などではライフジャケットのように法律で乗客分のＧＰＳ装置の所持を義務化するのも一案だと思います。ＧＰＳ端末で位置情報を得ることができ、どこにいるかを特定することができれば短時間のうちにその現場にヘリが到着でき、遭難者を救命できる可能性が生まれます。

そうはいっても、法律で義務付けられることが無ければ、ＧＰＳ端末を遊覧船の乗船客一人ひとりに持たせるといった方法が普及するとは思えません。ただほとんどの乗船客は携帯を持っています。携帯にはＧＰＳ機能があり、この携帯を位置情報獲得の手段として使えないかも今後検討する必要があります。ただまずは、ＧＰＳ端末を入れたライフジャケットを着用した人が海面を浮遊する実験をして、実際にＧＰＳが機能して位置情報を獲得できるかを確認する必要があります。

二〇二三年一〇月四日、宮城県南三陸町ではじめてこの実験が実施され、私もこの実験に参加しましたが、位置情報を正確に獲得できることが証明されました。（参考文献13）

遊覧船の乗客といった、それほど多くない人数の人が海などで流されたとき、ＧＰＳ機能を使って短時間のうちに位置情報を把握できる展望が大きく開けました。広大な海や長い川の流域も捜索の焦点がぐっと絞られ、遭難者が重症の低体温症になる前に発見することができる可能性が高くなったのです。

川での実験でもライフジャケットの肩に収納した携帯などのＧＰＳ機能で位置情報を確認できることが確認できれば、学校や幼稚園、保育園での川遊びでたとえ生徒や園児が下流に流されたとしてもその位置を短時間のうちに特定して救出することが可能になります。二〇℃の水温でも八時間以上たつと重症の低体温症になりますから、時間はきわめて大切なのです。

閑話休題　ドイツ鉄道事故から学ぶ

一九九八年に起きたドイツ高速鉄道事故は一〇一名もの死者の出たドイツでの戦後最大の鉄道事故でした。事故の原因は車輪の外輪の破断による脱線ですが、ここではこの鉄道事故の原因などについての議論はしません。私が強い関心を持ったのは事故発生直後からの迅速な対応です。

事故発生の三分後には消防へ第一報、四分後には最も近い救急ヘリコプター基地へ、五分後には郡役所への通報が行われています。事故後約十五分から二〇分のあいだに続々と医療チームを乗せたヘリコプターが現場に到着し、救助対象の外傷患者五九名は事故発生二時間以内に現場から二百キロ四方の二二ケ所の病院に分散収容されました。

このような迅速な対応を可能にしたのは、事故発生後一七分で「大災害宣言」が発令され、救急活動はすべて現場から一キロ離れた地点におかれた「災害対策本部」に統括されたため、指揮命令系統の混乱が無かったことも貢献したと思われます。

ドイツの州立病院ではドクターヘリが病院の中庭にスタンバイしていていつでもただちに出動できる体制になっています。私が一九八〇年代にドイツの病院を視察したときにはすでにそのような体制ができあがっていました！　病院ではドクターヘリに乗る当番の医師が決まっていて、手術や外来、検査といった業務フリーになっていて、当時はまだ携帯が無かったので専用のポケベルを持っていました。そのポケベルが鳴ると猛スピードで地上まで非常階段をかけ降り、ヘリに飛び乗りあっという間に離陸するのです。災害時にはドクターヘリ同士で連絡しあい、どこの病院へ収容するか、患者の調節をするという話を聞き、日本とのあまりの差に愕然としたのをいまでも覚えています。

知床での遊覧船事故にしろ津波による災害でも低体温症におちいった人たちを救命するには指揮命令系統が混乱していてはどうにもなりません。迅速な対応が絶対的な条件になります。その意味ではドイツの高速鉄道での対応は大いに学ぶべき点があると思いますが、いかがでしょうか。

ライフジャケット（救命胴衣、ＰＦＤ）

ここまで、水にかかわるレクリエーションやスポーツ、漁業などでライフジャケットを着けておくことの大切さ、重要性を述べてきました。いま、ライフジャケットを着ける人は少しずつではありますが、増加しています。ただ、まだまだ海や川、湖などでライフジャケットを着けている人は少数にとどまっています。また、二〇一八年（平成三〇年）に国土交通省の「船舶職員及び小型船操縦法施行規則」が一部改訂され、すべての漁業者がライフジャケットを常時着用することが義務付けられましたが、残念ながらその着用率はまだ高くはありません。和歌山県串本町、静岡県松崎町、千葉県一宮町、白子町などのように、補助金を出して住民へのライフジャケットの普及を図っている自治体もあります。たしかにライフジャケットを普及させるうえで一定の効果はあるようですが、その効果は限定的です。

ライフジャケットは大きく分けて、固型式と膨張式があります。固型式は浮力体に発泡スチロールなどの固形物を使用しています。ふだん、見かけるのはたいていこのタイプのライフジャケットです。そのまますぐ着用することができ、管理も容易です。日々使うような場合には適していますが、難点はかさばることです。園や学校で川や海などに行くときに使うために、ライフジャケットを施設内で保管するには相当場所を取りますし、家庭で家族分のライフジャケットを保管するとなると、日本の住宅事情では相当きついと思います。

それに対して膨張式は、中にボンベが入っており、いざというときにそのガスが充満して浮くことができます。コンパクトで、収納に場所を取りません。ただ、ボンベを管理する手間が生じます。購入後六年目には検査を受けなければならないのもめんどうです。

固型式、膨張式のライフジャケットの長所、短所をいくつかあげましたが、ふだん、海や川などに遊びに行くときに使うライフジャケットには、どんなライフジャケットがいいのだろうか、ライフジャケットが普及するにはどうすればよいのだろうか、といろいろと考えて見ました。

そこで思いついたのが空気吹き入れ式のライフジャケットです。ふだんは非常にコンパクトにたたため、使用するときには給気口から空気を吹き込みます。問題は何かにぶつかったり、あるいは、気がつかないうちにライフジャケットに穴が開いてしまうリスクです。ただ、最近は優れた素材がいろいろと出ていますから、この点はクリアーできるのではないでしょうか。問題はライフジャケットに空気を吹き込んで十分な浮力を得るまでにかかる時間です。実際に実験をして浮力を得るまでにかかる時間を出さなくてはいけませんが、空気を十分入れ終えるまえに津波が押し寄せる可能性は極めて低いでしょう。ボンベの併用も可能だと思います。

それに値段も高いものにはならないでしょう。家族分を置いてもかさばらなくて、お値段も高くはない、これなら何とか普及するのではないでしょうか。

なにしろ、わが国の溺死者の数を減らすにはライフジャケットの普及がキーポイントですから。

（付一）津波や洪水で起きる低体温症

二〇一一年三月一一日におきた東日本大震災のマグニチュード九の大地震によって東日本各地太平洋岸には大津波が押し寄せました。その結果、一万人を超す多数の方が亡くなりました。

平成二三年版警察白書によれば、平成二三年四月一一日現在で、東日本大震災で亡くなった方の死因は、死体の検案ができた一三一三五体で見ると、

一　溺死　一二一四三体　九二・四%
二　圧死等　五七八体　四・四%
三　焼死　一四八体　一・一%
四　不詳　二六六体　二・九%

でした。（参考文献14）

実に亡くなられた方の九二・四パーセントが溺死なのです。

このデータは私の想像とはまったくちがうものでした。私は、大半の方は津波の巨大なエネルギーで、骨折やもっとひどい……腕や脚がもぎ取られるような大けがをして亡くなった、そのように想像していました。

ところが、九〇%以上が溺死！　これはどういうことかといろいろ調べてみました

が、津波で人が亡くなるメカニズムについての研究はこれまでほとんどありませんでした。それなら自分で調べるしかない！　そう考えて、港湾空港技術研究所、海洋研究開発機構の研究者らと研究チームを結成しました。幸いなことに科学研究費（略称科研）が通り、神奈川県横須賀市久里浜にある港湾空港技術研究所の大規模波動地盤総合水路で実験、研究を行うことができました。世界で一、二の巨大な津波発生装置です。

その結果、高さ五〇センチメートルの人工津波に対して、ライフジャケットを着けた体重約五〇キロの人形は水面に浮き続けることができ水面をすべるように流れていきましたましたが、（下図上）ライフジャケットを着けていない人形は津波の渦に巻き込まれて水中をぐるぐると回っていて、水面に浮上することができなかったのです。（下図下）

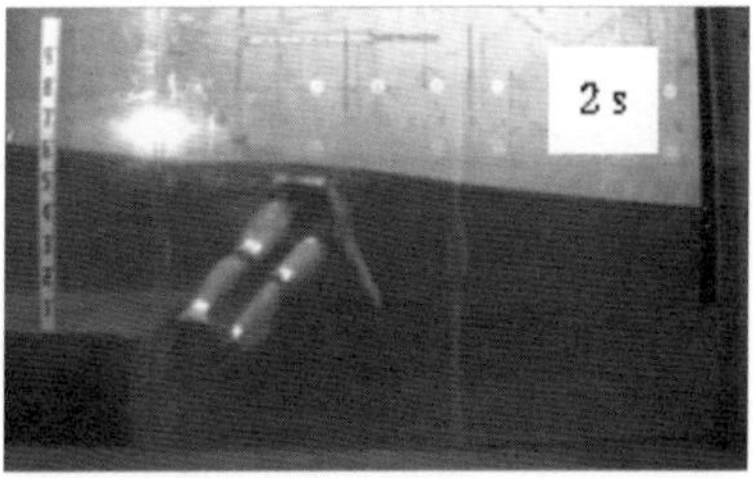

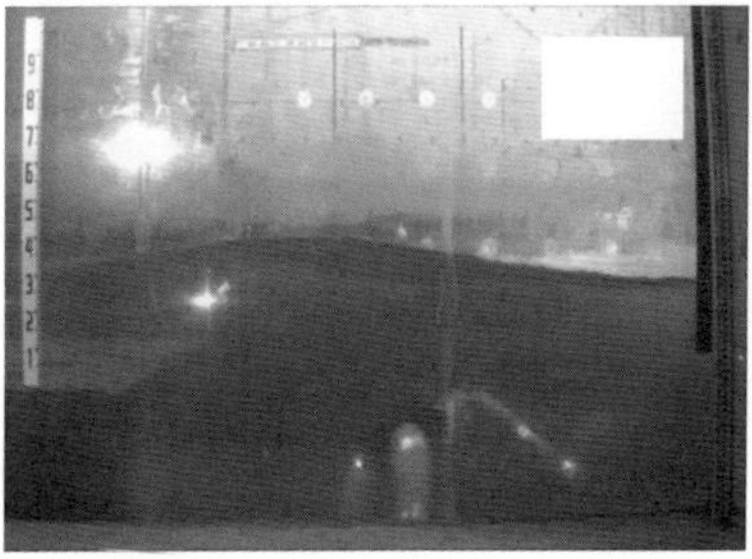

波高が五〇センチメートルとはいえ、人工津波の破壊力は強烈なものでした。それでもライフジャケットを着けた人形は水面に浮き続けることができたのです。この実験の結果はアメリカの科学雑誌『PLOS ONE』に発表しました。（参考文献15）

津波がすぐにでもおそってくる可能性があるときには、まずは三陸地方での昔からの言い伝え「てんでんこ」、つまり、「津波が来たら、だれにも構わずに一人でも高台へ逃げなさい」、がきわめて大切、重要なのはもちろんです。ぐずぐずしていてはいけません。ただ、そうはいっても、自分の家族のことは気になりますし、老人ホームなどでは高台へとお年寄りをすばやく連れて行くのは至難の業です。そのために、ふだんから津波が来る恐れのある時には、まず、ライフジャケットを着けてから逃げ出すことが重要だということです。ふだんから、一年に少なくとも一回はライフジャケットを身に着ける訓練をしておくことが重要だと思いますが、身に着けるのにかかる時間は五分とかからないでしょう。

東日本大震災の津波の映像を見ても、海面を流れるさまざまな瓦礫はお互いにぶつかり合うことなく一方向に沖に向かって流れているように見えます。

われわれの実験でも、比重を一に調整した人形の浮遊体が人工津波によってけがをするほどの衝撃は受けないことがわかりました。（参考文献16）とはいえ、ライフジャケットは、さまざまな強い衝撃に対しても耐えられる材質が求められます。

津波に巻き込まれても、溺れるのをまぬがれたらどのような状況が遭難者を待っているでしょうか。残念ながら、二〇一一年の東日本大震災で起きた大津波ではライフジャケットを着けていた人はいなかったため、ほとんどの人が溺れるのをまぬがれることができず溺死しました。しかし、もしもライフジャケットを着けていて溺れるのをまぬがれることができたら、待っているのは体温（深部体温）の低下です。地震が起きた当時の東北地方、太平洋沿岸の水温は五℃でした。ということは、一時間で重症の低体温症のレベルに達してしまいます。

災害時には救急体制も大混乱にあります。海上を漂流している遭難者を短時間のうちに救助するのは、現在の体制ではほぼ不可能です。ではどうすればよいでしょうか？

ライフジャケットを着けていて海面を浮遊することができていたならば、海面のいたるところで漂流している倒壊した建物の瓦礫や流木などに近づき、がんばって海面から漂流物になんとかよじ登ることです。時間がたって体温が低下すると海面からほんの数十センチの高さしかない漂流物にもよじ登るのがむずかしくなりますから、慎重ながらも急いで行う必要があります。海中から脱出することができさえすれば、体温の低下するスピードは海中になるときよりもぐっと遅くなります。

漂流物によじ登れず海上を漂流している遭難者を短時間のうちに救助するには、海面を浮遊している人たちの位置情報を迅速に獲得して救助する必要がありますが、そこでまず考えられるのは携帯電話やGPS装置です。海面を浮遊している人たちの持っている携帯などのGPS機能を使って位置情報をすみやかに把握できないか？　ということです。そのためには携帯電話やGPS装置を水に濡らさずにすむポケットを備えたライフジャケットが必要です。

もう一つは、あらかじめコンピュータで津波が押し寄せてきたときに、津波で海へと押し流された人たちが海面のどこに多数存在するかをあらかじめシミュレーションしておく方法です。

この2つの方法のいずれも地図を図のように、たとえば一辺が五百メートルの正方形のマス目（グリッド）に分け、位置情報に基づいてグリッドの中にいる人の数によって色分けし、もっとも人が多いマス目に向かって救助隊員を乗せたヘリコプターを急行させる仕組みですが、今後の積極的な検討が必要です。

南三陸町

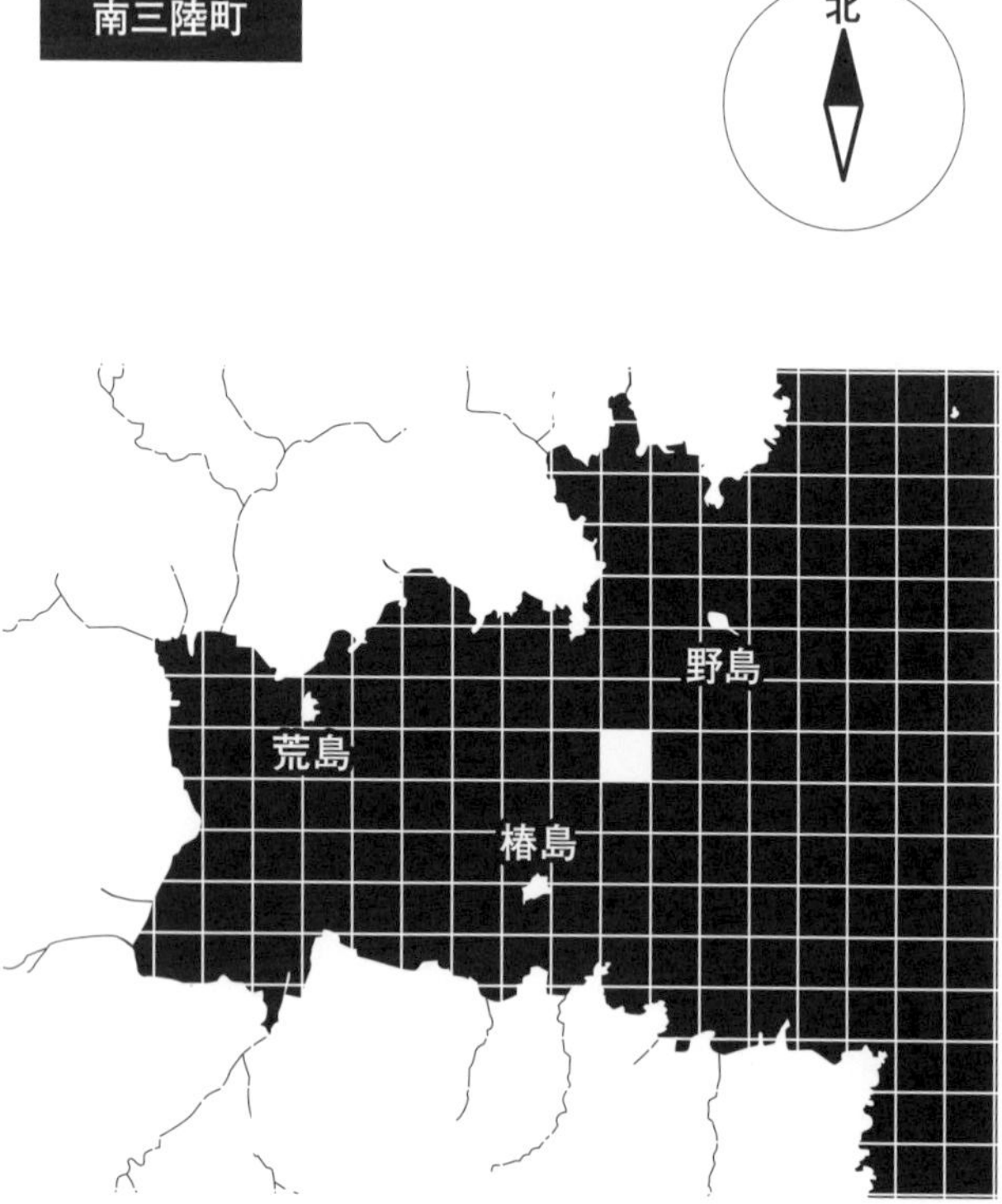

1マスは縦横各500m。
GPSの位置情報で
より人数の多いマス目を
上記の白い部分のように表示し、
ヘリコプターを急行させる仕組み。

地球温暖化の影響でしょうか、世界的規模で自然災害が増加しています。日本でも台風が巨大化し豪雨による河川の氾濫や高潮などによる洪水も規模が大きくなり、しかも発生頻度が増えています。その結果、毎年のように多数の死者を出しています。河川の氾濫や洪水でも津波と同じことが言えます。

ライフジャケットを着けていれば、たとえ水の高さが建物の一階ぎりぎりの高さまできたとしても浮いていることができ、天井との間にせめて一〇センチでも空気の層があるかぎり空気を吸うことができます。つまり、家の中で溺れて死なないですむのです。

（付二）凍傷

凍傷についても簡単に書いておきます。詳しいことはここでは述べません。治療などについてより詳しいことを知りたいときには、別の本をあたってください。

凍傷は局所性の寒冷傷害です。全身性の低体温症とはちがいます。凍傷はもちろん、気温のきわめて低い高山を登山中におこることが多いのですが、ふだんの生活でもおこります。たとえば、気温が○℃をかなり下回る凍てつくような冬に、うっかり戸外に置いてある金属製の郵便ポストに素手で触れると、たちまち組織が凍って凍傷になります。しっかりウエアリングをしていて体温が正常でも、凍傷になってしまうのです。

凍傷は足の指と手の指が一番なりやすいのですが、それは手足の指が体積に対して表面積が大きいために熱が失われやすいことによります。とりわけ、足は靴を介して雪や氷と接触しているのでより一層凍傷になりやすいのです。また、靴のひもを締めすぎて足への血液の流れが妨げられることも、凍傷の原因になります。低体温症におちいると、深部温度がさらに低下するのを防ぐために末梢の血管が収縮しますが、これも凍傷がおこりやすくなる要因になります。

凍傷は組織が凍結することで起こりますが、血液の循環が途絶えてしまうことによって組織は重大な障害を受けます。さらに、組織が解凍すると代謝が活発になりますが、そのときに血液の循環が悪いと組織の傷害はさらにひどくなるのです。

凍傷の予防

凍傷を防ぐには、まず手足を保護することです。戸外などで冷え切った金属に不注意に素手のままで触れてはいけません。また、グローブかミトンをうっかりはずしてピッケルなどの金属に触ると、たちまち手の凍傷になります。それどころか、高山などのきわめてきびしい寒気の下ではグローブかミトンをはずすだけでも凍傷になります。靴のひもはきつく締めすぎてはいけません。ひもの締め具合は何回もチェックして足への血液の循環が十分かどうかをしっかり確認する必要があります。それに、冬山の登山などでは、しっかりしたウエアを着て、一定の速いペースで歩き低体温症にならないことも凍傷を防ぐうえでは重要です。

耳を覆える帽子で耳をしっかり覆い、目出し帽をかぶって鼻を覆っていれば、耳や鼻の凍傷にはなりません。

タバコは末梢の血管を収縮させてしまいます。また、アルコールも飲まないほうがよいでしょう。アルコールは末梢の血管を一時的に拡張させますが、それよりも、アルコールを飲むと人は厳寒のなか、そこいらにある金属の棒などをわざわざ素手で触ったり握ったりするといった、ふだんでは考えられない行動をしがちです。糖尿病や動脈硬化があり、ふだんから血液の流れが悪い人は、凍傷にならないように細心の注意が必要です。

凍傷の診断

凍傷になりかかっていることを示す最初の症状は痛みです。この段階で痛みを感じる手や足、あるいは耳や鼻などを温めることができれば、凍傷による傷害は軽微ですみます。ところが、組織が凍結してしまうと、痛みをはじめすべての感覚がなくなってしまうのです。

凍結した組織の感覚がまったくなくなることが、凍傷にかかったことを示す唯一の症状かもしれません。手袋をし、靴を履いているとついつい見逃してしまいがちですが、この感覚がなくなったことと自分が置かれた状況がきびしい寒気のもとにあることを十分に認識していれば、凍傷を早期に診断することも可能です。

凍傷にかかるとかかったところは青白く変色します。耳や鼻が凍傷にかかると、仲間のだれかに指摘されてはじめて気づくこともあります。ただ、手や足ではこのように直接自分で見たり、人に見てもらって診断するのがむずかしいのです。

凍傷の治療

まず、凍結して凍傷になった組織を決してこすってはいけません。温めるのもよほどの慎重さが必要です。そのうえで、凍結して凍傷になった部位がさらに広がらないようにしなければなりません。解凍してしまった組織が再び凍結するのだけは絶対に避けなければならないのです。ですから、登山で凍傷になったときは、再凍結するリスクがほぼないところに撤退するまで加温してはいけません。足が凍傷で凍結したままで歩くほうが、いったん解凍した足が再凍結するよりも、ずっと傷害は少なくなります。さらに、ベースの村などから車で診療所や病院に搬送するときも、車内の暖房をしてはいけません。凍結した凍傷の部位がゆっくりと解凍してしまうリスクを最小限にするためです。

凍傷部位を加温するさいは、ゆっくり加温するのは避けるべきです。急速に加温しなければなりません。だからといって焚火の火にあてるようなことをしてはいけません。かえってやけどをさせて組織にさらに傷害を与えてしまうリスクが高すぎます。脚の付け根を湯たんぽなどで加温するのもほとんど意味がありません。

四〇℃から四二℃の湯の入った大きな容器に凍傷部位をつけて加温します。凍傷になった組織は氷のかたまりのようで湯の温度を下げますから、湯を次つぎにたして四〇℃から四二℃の温度に保たなければなりません、温度を一定に保つには温度計が欠かせません。

加温には三〇分程度の時間が必要です。凍傷にかかった組織のうちで生き残れそうな部分は、青白かった色が赤みをおび、ピンク色になります。一時間加温しても凍傷にかかった部分が青白いままならば、湯から出します。加温後には水泡（みずぶくれ）

ができますが、これを破ってはいけません。破るとたいていは感染をおこしてしまいます。少なくとも病院に着くまでは、消毒済みのガーゼでおおい、包帯をやや緩めに巻いて保護すべきです。

ここではプレホスピタルケアについて述べました。凍傷の患者は速やかに施設の整った病院に連れて行かなくてはなりませんが、病院での治療についてはここでは述べません。

あとがき

低体温症はHypothermia、つまり低体温の日本語訳です。本来は低体温という意味の言葉が、低体温がもたらすシンドロームという意味にも用いられるようになったのです。もともとは少しむずかしい言葉だったとも言えますが、今ではかなり日常的に耳にする言葉になりました。低体温症という言葉はたしかに最近ではテレビや新聞などでもよく使われるようにはなったものの、日本ではまだまだなじみが薄く、低体温症という言葉の持つ意味をしっかりと理解している人はいまだに少ないのが現状です。

低体温症についてのしっかりとした認識は登山などのスポーツだけではなく、日常のさまざまな場面で必要です。ときには生死を分けることさえあるのです。

私自身、一九八六年にアメリカのワシントン州シアトルにある「マウンテニアーズ」という登山クラブの出版部から出版された

HYPOTHERMIA, FROSTBITE AND OTHER COLD INJURIES
Prevention, Recognition, and Prehospital Treatment
James A. Wilkerson ed. Mountaineers 1986

を読むまでは、それまで日本で登山者を中心に使われていた疲労凍死という言葉がどうしてもすっきり理解ができず、いったいどういうことなのかと頭をかかえていました。この本には低体温症の起きるメカニズムやその防ぎ方、なおし方が理論的に、しかもわかりやすく書かれていたのです。この本を読んで、はじめて目からうろこが落ちるように感じました。すっきり理解できるようになったのです。

これは絶対に訳さないといけないと考えてがんばって翻訳し、一九八九年に出版しましたが、今では絶版になっています。(『低体温症と凍傷 ふせぎ方・なおし方』) 幸い、二〇年後の二〇〇六年に第二版がG・G・ギースブレヒトとJ・Aウィルカースンの共著で出版され、第二版も私が翻訳しました。(参考文献17) 第二版ではとりわけ、ウエアリングの進歩が反映され、また、最重症の低体温症の患者に対して体外循環を積極的におこない深部体温の上昇を計る治療も一般的な治療法として推奨されています。初版から二〇年の時代を感じさせます。ただ、この第二版は内容がかなりむずかしく、私自身も翻訳するのにとても苦労しました。

この間、低体温症とはいったいどのような病態なのかについては少しずつ人々の間に広まっていきましたが、広くはなかなか浸透しませんでした。新聞やテレビなどでは昔ながらの凍死という言葉が使われ続けていて、低体温症という言葉自体が使われることはほとんどなかったのです。

これではどうにもならないと考えた私は、一般読者がさまざまな意見を述べることができる、ある全国紙の「論壇」というコーナーに一九九一年に投稿しました。低体温症による犠牲者が毎年、後を絶たないが、これらの犠牲者はけっして体が凍って亡くなるのではない、そのような誤解を招く凍死という言葉はやめて、低体温症という言葉を使うべきだと主張したのです。「論壇」担当の記者は私の意見はもっともだと考えてくれて採用の上掲載しようとしました。ただ、念のために記者の中で本格的な登山をする、いわゆる山屋と呼ばれている記者に相談したところ、「疲労凍死という言葉があるのだから、いまさら低体温症という言葉を使う意味が分からない」とすげなく言われたとのことで、結局、投稿は没になってしまいました。それにしても、論理性のまったくない山屋さんの記者の対応にはちょっとまいりました。

二〇〇九年に北海道のトムラウシ山で八人もの方が低体温症のために亡くなりました。この遭難事故はマスコミでも大きく取り上げられ、ようやく低体温症という言葉が、それなりに人々のあいだに認識されるようになったとは感じています。

ただ、登山などのアウトドアスポーツはもちろん、日常の生活でも低体温症のことをよく理解して行動することがとても大切だということは、まだ十分に認識されていないようです。低体温症で亡くなる登山者よりも、屋内で低体温症におちいり救急外来に搬送されて死亡する患者のほうがずっと多いのです。

また、大地震や洪水などの災害では、被災者は劣悪な環境の避難所などでの生活を余儀なくされますが、そのような環境のもとでは低体温症におちいるリスクはとても高くなります。

このような状況から、これまでの医師としての経験や登山での体験、最近行われた実験や研究も反映した低体温症についての本をぜひ書きたいとずっと思っていました。

本書を読まれたのを機会に、低体温症を一つのキーワードにして、生活の在り方、災害時の避難所のあり方、アウトドアライフの在り方をあらためてチェックされてみてはいかがでしょうか。

参考文献

参考文献1

Deaths from exposure on Four Inns Walking Competition, March 14-15, 1964:
Report to Medical Commission on Accident Prevention
Griffith Pugh B.M.Oxon.
The Division of Human Physiology, National Institute for Medical Research, Hampstead,
London, N.W.3
The Lancet 283 Issue 7344, 30 May 1964, Pages 1210-1212

参考文献2

宮本太郎、北野哲治、佐貫仁宣ほか：心室細動を伴った重症偶発性低体温患者に対してPCPSを工夫して使用することで救命できた一例　心臓 51:824-830,2019

参考文献3

トムラウシ山遭難事故調査報告書　二〇一〇年三月一日

参考文献4
Accidental hypothermia: characteristics, outcomes, and prognostic factors-A nationwide observational study in Japan (Hypothermia study 2018 and 2019). Takauji S, Hifumi T, Saijo Y, et al. Acute Medicine & Surgery. 17 September 2021 https://doi.org/10.1002/ams2.694: e694.
http://doi.org/10.1002/ams2.694

参考文献5
WHO (World Health Organization)
Housing and health guidelines
Recommendations to promote healthy housing for a sustainable and equitable future　23 November 2018

参考文献6
日本海溝・千島海溝沿いの巨大地震の被害想定について　令和三年（二〇二一年）一二月二一日　内閣府　央防災会議　日本海溝・千島海溝沿いの巨大地震対策検討ワーキンググループ

参考文献7
根本昌宏、大越雅之、水谷嘉浩、尾山とし子：TKB+Wに基づいた厳冬期避難時に低体温症を予防するための方策、寒地技術論文・報告集、39, 95-100, 2023

参考文献8
日本赤十字社、厳冬期の災害演習
https://www.youtube.com/watch?v=6zILB3de4JI, 2023

参考文献9
栗栖　茜：特集　災害時の救急医療　日本赤十字社の対応と今後の課題

日本医師会雑誌　一二二巻　第五号　七八九―七九六ページ　一九九九年九月一日

参考文献10
千葉日報オンライン　二〇二三年一〇月二一日 ホテル・旅館に避難し関連死防げ
https://www.chibanippo.co.jp/newspack/20231021/1120873(chibanippo.co.jp)

参考文献11
スフィアハンドブック２０１８日本語版（PDF）

参考文献12
HYPOTHERMIA, FROSTBITE AND OTHER COLD INJURIES
Prevention, Recognition, and Prehospital Treatment
Edited by James A. Wilkerson
Mountaineers 1986

参考文献13
GPS救命胴衣で早期救助　宮城・南三陸町、実証実験（共同通信）二〇二三年一〇月四日　南三陸町とガーディアン72の協同実験
http://news.yahoo.co.jp/articles/9f097828d79c87e415210c01ff0181dc8ded4e57

参考文献14
平成二三年版　警察白書　三ページ

参考文献15
Akane Kurisu, Hisami Suga, Zdenek Prochazka, Kojiro Suzuki, Kazumasa Oguri, Tetsunori Inoue (2018)
Potential Technique for Improving the Survival of Victims of Tsunamis.
PLoS ONE 13 (5) : e0197498. (View at Publisher)

参考文献16

Inoue,T.,Oguri,K.,Suga,H., Suzuki,K., Prochazka,Z., Nakamura,T.,&Kurisu,A
(2021).
Large-scale experiment to assess the collision impact force from a tsunami
wave on a drifting castaway. PLoS One, 16 (2), e0247436. (view at publisher)
(open access)

参考文献17
低体温症と凍傷　全面改訂第二版
ゴードン・G・ギースブレヒト、ジェームズ・A・ウィルカースン　栗栖　茜
訳　海山社　二〇一四年

参考文献18
低体温症サバイバル・ハンドブック　栗栖　茜　海山社　二〇一二年

海山社の出版物

がんで死ぬのも悪くはないかも
栗栖　茜　本体 六六七円＋税

アコンカグア山頂の嵐　チボル・セケリ
栗栖 継、栗栖 茜 訳　本体 一二〇〇円＋税

いたずら子犬ダーシェンカ　カレル・チャペック
栗栖 茜 訳　本体 一四〇〇円＋税

ひとつのポケットからでた話　カレル・チャペック
栗栖 茜 訳　本体 二二〇〇円＋税

もうひとつのポケットからでた話　カレル・チャペック
栗栖 茜 訳　本体 二二〇〇円＋税

登山サバイバル・ハンドブック
栗栖 茜　本体 五〇〇円＋税

低体温症サバイバル・ハンドブック
栗栖 茜　本体 四七七円＋税

カレル・チャペック戯曲集Ⅰ
ロボット／虫の生活より
栗栖 茜 訳　本体 二〇〇〇円＋税

園芸家の十二ヶ月　カレル・チャペック
栗栖　茜　訳　本体二〇〇〇円＋税

新版　古代の地形から『記紀』の謎を解く
嶋　恵　本体二〇〇〇円＋税

低体温症と凍傷　ゴードン・G・ギースブレヒト、ジェームズ・A・ウィルカースン
栗栖　茜　訳　本体二〇〇〇円＋税

サンショウウオ戦争　カレル・チャペック
栗栖　茜　訳　本体二六〇〇円＋税

長い長い郵便屋さんのお話　カレル・チャペック
栗栖　茜　訳　本体二〇〇〇円＋税

カレル・チャペック戯曲集Ⅱ
白い病気／マクロプロスの秘密
栗栖　茜　訳　本体二〇〇〇円＋税

カレル・チャペックの見たイギリス　カレル・チャペック
栗栖　茜　訳　本体二〇〇〇円＋税

著者紹介

栗栖《くりす》 茜《あかね》

1943年生まれ。東京医科歯科大学医学部卒業。

武蔵野赤十字病院元外科部長

日本赤十字看護大学附属　災害救護研究所　客員研究員

主な著訳書

著書「がんで死ぬのも悪くはないかも」「登山サバイバル・ハンドブック」「低体温症サバイバル・ハンドブック」

訳書「ひとつのポケットからでた話」「もうひとつのポケットからでた話」「園芸家の十二ケ月」「いたずら子犬　ダーシェンカ」「サンショウウオ戦争」「長い長い郵便屋さんのお話」「カレル・チャペック戯曲集Ⅰ　ロボット／虫の生活より」「カレル・チャペック戯曲集Ⅱ　白い病気／マクロプロスの秘密」「カレル・チャペックの見たイギリス」「低体温症と凍傷　全面改訂第二版」「山でのファーストエイド」「アコンカグア山頂の嵐」（共訳）　など

ブログ　http://ameblo.jp/capek-kurisu/

海山社
Kaizansha

あなたの身近な**低体温症**を防ぐには・・・

2024年4月25日　初版

著　者　栗栖　茜

発行者　栗栖　茜

発行所　合同会社海山社
〒157-0044　東京都世田谷区赤堤 3-7-10
URL http://www.kaizansha.com

印　刷　株式会社セピア印刷

ISBN978-4-904153-15-4　Printed in Japan